山东省科普系列丛书

现代老年养生保健

郭云良 张清华 刘振华 程保合 主编

U0200735

科学技术文献出版社
SCIENTIFIC AND TECHNICAL DOCUMENTATION PRESS
·北京·

图书在版编目（CIP）数据

现代老年养生保健 / 郭云良等主编. —北京：科学技术文献出版社，2020.6
ISBN 978-7-5189-6766-7

Ⅰ. ①现… Ⅱ. ①郭… Ⅲ. ①老年人—保健 Ⅳ. ① R161.7

中国版本图书馆 CIP 数据核字（2020）第 088478 号

现代老年养生保健

策划编辑：孙江莉　　责任编辑：宋红梅　　责任校对：张永霞　　责任出版：张志平

出　版　者	科学技术文献出版社	
地　　　址	北京市复兴路15号　　邮编100038	
编　务　部	（010）58882938，58882087（传真）	
发　行　部	（010）58882868，58882870（传真）	
邮　购　部	（010）58882873	
官 方 网 址	www.stdp.com.cn	
发　行　者	科学技术文献出版社发行　　全国各地新华书店经销	
印　刷　者	北京地大彩印有限公司	
版　　　次	2020 年 6 月第 1 版　2020 年 6 月第 1 次印刷	
开　　　本	880×1230　1/32	
字　　　数	193千	
印　　　张	7.25	
书　　　号	ISBN 978-7-5189-6766-7	
定　　　价	29.00元	

《现代老年养生保健》

编 委 会

前　言

养生保健文明是人类文化宝库中一颗璀璨的明珠，它光彩夺目，令世人为之赞叹；它价值无限，令学者为之探求。

养生保健与人类生命密切相关，既是伴随人类生存的一种实践活动，又是指导人类保健的一种思想和理论，还是人们自卫的一种行为方式。因此，养生保健是人类为了生存和健康所进行的一切物质活动和精神活动的总和。养生保健文化既涉及人类的物质生活（如衣、食、住、行、用），又涉及人类的精神生活（如德、性、知、情、意），还与健康人的养生实践相关，也与患者的保健经验相连。

随着社会的进步，人口老龄化成为必然的趋势。虽然老年人不像年轻人那样精力充沛，但老年人有着丰富的知识及工作经验，肩负着培养后代的历史重任。因此，提高老年人的生活质量，对社会的发展具有十分重要的意义。21世纪，人口老龄化和老年养生保健也就成为预防医学保健中最重要的问题之一。

为了适应我国老年医疗保健的需要，笔者根据自己的工作经验，参考国内外有关资料，编写了这本书。本书以形象的语言，将医学专业理论变得通俗易懂，从饮食、起居、心理、运动、理疗、药物、中医、中药、针灸、气功等方面，系统介绍了老年养生保健的常识，希望能对广大老年读者强身健体有所帮助。

鉴于笔者水平有限，书中难免存在不足，恳请读者指正。

目　录

第一章 概 论

第一节 养生保健的历史渊源

养生，又称摄生、道生、养性、卫生、保生、寿世等。养生一词最早见于《庄子》内篇。生乃生命、生存、生长之意，养即保养、调养、补养之意，养生就是保养生命的意思。

保健作为医学专用术语，是近代西医传入以后才有的，是指集体和个人所采取的医疗预防和卫生防疫相结合的综合措施。养生与保健，就个体保健角度而言，两词的含义基本上是一致的。

我国古代养生保健文明的主导思想和代表学派可以追溯到春秋战国时期。当时，社会处于大变革时期，产生了各种思想流派，儒、法、道、墨、农、医、阴阳等诸子蜂起，百花齐放，百家争鸣。在各学派中，传统养生保健学说迭出，并初具规模，形成了后来不断发展传播的文化中心的源头。

最具中国传统养生保健文明典型意义学派的有：以"修身养性"为主要特征的儒家社会养生保健，以"返璞归真"为主要特征的道家自然养生保健，以"摄形养神"为主要特征的医家个人养生保健等。这些对中国及世界养生保健都产生了重要的影响。

第二节 养生保健的指导思想

人体是一个有机联系的、复杂的开放系统。在养生保健认识的不断深化和实践经验中，逐渐形成了养生保健的指导思想。

一、整体思想

人与天地、人体本身都是一个整体，即大整体与小整体的关系，二者密切相关，不可分割。这种整体思想，对养生保健的具体实践及其学术理论的发展，都发挥着重要的指导作用。

1. 人与外界的统一

（1）人与自然统一：《灵枢经》指出，人与天地相参，与日月相应。即人生存于天地之间，在一定程度上是自然的一部分，那就必然受自然规律的影响。

人所处的自然环境对人体有直接影响。例如，水质、水源对人体的影响，以及所造成的地方性甲状腺肿、克山病、克汀病、氟骨症和大骨节病等。不同地区、不同民族在自己所生存的自然环境中，形成了一些适合于各自保健的方法，积累了各具特色的养生保健经验。

节气和时辰对人体的影响毋庸置疑。春夏宜养阳，春夏时期自然之阳气升发，人体此时与之相应，既要保养体内阳气，又要避免耗伤阳气。秋冬宜养阴，此时太阴之气收，少阴之气藏，总体上是阴盛于外而虚于内，故此时宜进补枸杞、麦冬、六味地黄丸等。

日月星辰的变化与人体息息相关。人体的生物节律随时间的推移而变化，就是一日之内，人体的生理和心理也有明显的不同。

（2）人与社会的统一：人是有社会性的高级动物，社会环境、科教文化、医学心理、家庭风俗、人际关系等，与人的健康、寿命都有密切的关系。人既影响社会，又受社会诸多因素的影响。正是基于这方面的认识，医学模式才从过去的生物医学模式转变为现代的生物 - 心理 - 社会医学模式。

2. 人体本身的统一　人体的五脏六腑、经络系统、四肢百骸，把人体的内、外、上、下连接成一个统一的有机整体。局部病变能影响或牵动全身，脏与脏、腑与腑、脏与腑、脏腑与经络等，均有相互联系、生克制化的作用。现代医学中全息医学的发展，也是在高层次上与传统医学的整体思想相一致的。

二、辩证思想

辩证思想在传统医学和现代医学中都是非常宝贵的，对医学的发展和养生保健的实践都有指导意义。

1. 因病（证、症、征）制宜　人的疾病非常复杂，同一种疾病在不同的患者身上可表现为不同的症状，即使症状相同，所采用的治疗和养生保健方法也并非千篇一律。

2. 因人制宜　由于遗传、种族、年龄的不同，人的体质和健康水平不尽一致。青少年时期，多生龙活虎，身心状况比较健康。从中年人开始，身体各种功能开始衰退，大体上从30岁开始，每增长1岁就要减退1%，而血压则会逐年增高。

3. 因时制宜　如前所述，养生保健必须注意季节、时辰，对时间的安排，一定要符合养生之道。

4. 因地制宜　在不同的区域和地理环境，养生保健的重点和方法也各不相同，不可一概而论。

第三节　养生保健的基本原则

一、超前原则

1. 预测评估与早期诊断　古代名医扁鹊给齐桓公预测出了疾病，但患者却讳医，终致无救。一般人在没病时不注意自己的健康问题，误以为没有自觉症状或他觉症状就安然无恙，也有人在疾病治愈后放弃预防保健而导致疾病复发。因此，超前预测尤为重要。

2. 预防为主与防微杜渐　早期发现不健康的因素，提前采取相应有效的养生保健措施，防患于未然，治病于未萌。如果未能采取养生保健方法，或养生保健失误、失败，疾病出现，那就不得不用医疗方法来解决。更有甚者，小病拖成大病，大病丢了性命。

二、能动原则

养生保健活动毕竟要靠自愿。迄今为止，仍然有一批人，尤其是中青年人没有给予足够的重视，缺乏主动性。也有一些人不能居安思危，"好了疮疤忘了痛"，不能持之以恒。

第二章　饮食养生保健法

民以食为天。重视饮食文化，以饮食补养身体来保持健康，或用饮食补养法让患者尽快康复，这在医学中是具有共同性的。传统医学一向主张"药疗不如食养"，现代医学研究也证明了传统饮食补养学及其方法的科学内涵，堪称养生保健的重要内容之一。

第一节　基本原则

一、营养平衡

（一）热量平衡

产生热量的营养素有 3 种，即蛋白质、脂肪与糖类。脂肪产生的热量为其他两种的 2 倍多，富含脂肪的食物称为高热量食物，以畜禽肉类为代表。如果摄取的热量超过人体的需要而造成体内脂肪堆积，人会变得肥胖，易患高血压、心脏病、糖尿病、脂肪肝等多种疾病。如果摄取的热量不足以维持人体的需要，会造成营养不良，同样可诱发多种疾病，如贫血等。

健康人要保持体重适中，蛋白质、脂肪与糖类 3 种营养成分的合理比例为 1∶1∶4.5。每日早餐、午餐、晚餐的热量分配分别为总热量的 30%、40%、30%，即人们常说的早餐吃好、午餐吃饱、晚餐吃少。

（二）味道平衡

1. 酸　酸味由食物中的有机酸产生，可提高胃酸浓度，增进食欲。酸味入肝，增强肝功能，并促进钙、铁等矿物质与微量元素的吸收。酸味食物也富含维生素 C，在益智防病方面有显著功效。

2. 甜　甜味来自食物中的糖分，糖是人体热量的主要来源，可补气生血，解除肌肉紧张，增强肝脏功能。

3. 苦　苦味来自食物中的有机碱，且富含氨基酸与维生素 B_{12}。

4. 辣　辣味能刺激胃肠蠕动，增加消化液分泌，提高淀粉酶的活性，并可促进血液循环和机体代谢。

5. 咸　咸味可向人体供应钠、氯两种电解质，调节细胞与血液之间的渗透压及正常代谢，在呕吐、腹泻等失水情况下，要吃咸食以补充丢失的钠。

但是，酸食吃得过多，容易伤脾，也会加重胃溃疡的病情；甜食吃得过多伤肾，升高血糖及三酰甘油，诱发动脉硬化；苦食吃得过多伤肺，或引起消化不良；多食辣味伤肝，或刺激肠胃，招致直肠、肛门疾病；多吃咸食伤心，体内钠、氯增加，改变细胞渗透压，加重肾脏负担，或诱发高血压。各种味道的食物均应不偏不废，保持平衡，才有利于身体健康。

（三）颜色平衡

各种颜色的食物所含营养成分不尽相同。各色食物搭配，取长补短，营养成分种类齐全，才能达到营养均衡。

1. 白　以大米、面粉等为代表，富含淀粉、维生素及纤维素，但缺乏赖氨酸等必需的氨基酸。

2. 黄　以黄豆、花生等为代表，可提供优质蛋白、脂肪及微量元素。蛋白质含量相当高，脂肪较少，适宜中老年人和已患高血脂及动脉硬化症的患者食用。

3. 红　以鱼、畜禽肉为代表，其优质蛋白、维生素 A 及钙、锌、铁等微量元素十分丰富。但维生素相对不足，脂肪较高，特别是畜肉，多食易致心脏病与癌症。

4. 绿　以蔬菜、水果为代表，是人体获取维生素的主要来源，可减少心脏病与癌症的发生。

5. 黑　以黑米、紫菜、黑豆、黑芝麻等为代表，富含铁、硒、氨基酸，但蛋白质含量较少。

（四）荤素平衡

荤素食物，前者含有后者较少甚至缺乏的营养成分，如维生素 B_{12} 等，常吃素者易患贫血等。素食，含纤维素多，抑制锌、铁、铜等重要微量元素的吸收，含脂肪过少。

荤食也不可过量，高脂与心脏病、乳腺癌、中风等的因果关系早有定论。荤素平衡，以脂肪在每日三餐热量中占 25%～30% 为宜。

（五）酸碱平衡

凡最终代谢产物为带阳离子的碱根者为碱性食物，如蔬菜、水果、奶类、茶叶等，特别是海带等海产品，为碱性食品之冠。最终代谢产物为带阴离子的酸根者为酸性食物，如肉、大米、面粉等。酸性食物含蛋白质多，碱性食物含维生素与矿物质多。酸性食物会使体液偏酸，引起轻微酸中毒，易招致风湿性关节炎、低血压、腹泻、水肿、偏头痛、牙龈发炎等疾患。碱性食物会使体液偏碱，易招致高血压、便秘、糖尿病、骨质疏松症、动脉硬化乃至白血病等病。

（六）阴阳平衡

中医认为，根据体质特点，利用食物的温性、平性与寒性可以调节人体阴阳，达到防病保健目的。

1. 温性食物　谷豆类的小麦、花生、大豆等，瓜菜类的生姜、大葱、大蒜、胡萝卜、香菜等，水果类的龙眼、荔枝、大枣、莲子、核桃、葡萄、乌梅、木瓜、李子、栗子、橘、桃等，肉类的羊肉、狗肉、鸡肉、鹿肉、牛肉等，水产类的黄鳝、虾、草鱼等。

2. 寒性食物　谷豆类的荞麦、大麦、绿豆等，瓜菜类的苋菜、菠菜、油菜、白菜、黄瓜、西瓜、竹笋、芋头、茄子等，水果类的梨、菱、柑、香蕉、甘蔗等，肉类的兔肉、鸭肉等，水产类的鳗鱼、螃蟹、牡蛎、田螺等。其他食物则多为平性。

二、因人、因时、因地而异

（一）因人而异

人体是一个复杂的有机体，尽管人类的结构和功能基本相同，但不同种族、性别、年龄、血型、性格、体质等的人，各有差异，每个人饮食习惯各有特点。所以，应该在遵循基本原则的基础上，根据各自的机体功能状态、生活习性、经济条件、生活环境等因素，养成各自的饮食养生原则。

（二）因时而异

春夏交季的时节，气温变化大。这种气候条件下，人的呼吸道容易受到致病细菌、病毒的侵袭；消化道容易受饮食凉热的影响造成脾胃不和，再加上衣着不规律，很容易生病。这个季节平时可以喝一点绿茶。在饮食上要注意"清淡、去燥"。可以选用小米、玉米、豆类等烹制一些粥、汤，也可选用猪肝、松花蛋等食品。

夏季气温高，人体丢失的水分比其他季节要多，必须及时补充。蔬菜中的水分是经过多层生物膜过滤的天然、洁净、营养且具有生物活性的水，是任何工厂生产的饮用水所无法比拟的。夏季气温高，病原菌滋生蔓延快，是人类疾病尤其是肠道传染病多发季节。这时多吃些"杀菌"蔬菜，可预防疾病，如葱、蒜、青蒜、蒜苗、韭菜等。这些葱蒜类蔬菜中，含有丰富的植物广谱杀菌素，对各种细菌、病毒有杀灭和抑制作用。另外，瓜类蔬菜都具有高钾低钠的特点，有降低血压、保护血管的作用。

深秋天气逐渐从凉爽转冷，气候干燥，常会感到口唇干燥、咽干、皮肤发涩。这是由于燥气消耗了人体的大量津液的缘故。所以这个时节一定要注意养阴。

冬季气候寒冷，可用些含甘温类药物的药膳，也可选用四季皆宜的药膳，如茯苓包子、银耳羹等。

在进食的调理上，除遵照原有的荤素搭配、平衡膳食的原则外，要注意少食辛燥的食品，如辣椒、生葱等。宜食芝麻、糯米、乳品等柔润食物。古人认为："晨起食粥，推陈致新、利膈养胃，生津液，令人一日清爽。"所以，早餐最好喝上一碗粥，不但花钱少，关键能润燥滋阴，益于养生。

（三）因地而异

人类生活在地球上，人的一切生命活动无时无刻不受地理环境因素的影响。人类生活在地球不同的区域，有山区平原之分、高原盆地之别、内陆沿海之差、森林沙漠之异……不同区域的地质条件、生态环境、水文资源、风俗习惯等各不相同。因而，人的体质功能、生活方式也存在差异。所以，饮食养生保健的方法，应根据各自所处的区域条件，做出适宜调整。

第二节　谷豆类

一、小麦

小麦性味甘、微寒、无毒，具有补心血、安神魄、厚肠胃、补中气、强身健体等补养作用。富含淀粉53%～70%、蛋白质11%、糖2%～7%、糊精2%～10%、脂肪1.6%、粗纤维2%，脂肪油主要为油酸、亚油酸、棕榈酸、硬脂酸的甘油酯，尚含少量硫醇、卵磷酯、尿囊素、精氨酸、淀粉酶、麦芽糖酶、蛋白酶及微量维生素B等，麦胚含植物凝集素。补养适用于以下情况。

1. 心血虚损，健忘失眠　小麦100 g（浸软压扁），大枣14枚，甘草（末）20 g，共煮成稀粥，每日服1～2次。

2. 脾虚腹泻　小麦面适量，炒黄，于饭前温开水冲服，每次15～20 g，日服3次。

3. 消渴口干　麦面做饭或麦仁煮粥食，流食尤宜，每日1～2次。

注意：小麦不宜与粟米、枇杷同食。过食宜积食。

二、稻米

稻米性味甘、无毒，富含淀粉、氨基酸、脂肪、蛋白质、维生素、钙等多种营养素。补养适用于以下情况。

1. 扶正固本　陈粳米适量，淘净煮粥或蒸食，每日 1~2 次。

2. 病后体弱　粳米粥上浮的米油，空腹饮用，每日 1 次。

3. 脾胃虚，中气不足　籼米 30~60 g，煮粥食用，每日 1 次。

4. 疲倦乏力　糯米 500 g，淘净，黄酒 100 g，鸡蛋 2 枚，合置碗中隔水蒸熟，每日分次服完。

5. 肝肾虚损，产后体虚　黑米适量，与鸡肉炖粥食用。黑米中蛋白质比一般大米高 6.8%，脂肪比一般大米高 20%，蛋白质含有15 种氨基酸和人体必需的精氨酸，含多种维生素，故有"世界米中之王"的称誉。黑米营养丰富，味香质优，是珍贵的补品。

三、玉米

玉米性味甘平、无毒，具有益肺宁心、调中开胃、消食化痰和补脑降脂等作用，富含不饱和脂肪酸、卵磷酯、维生素 A、维生素 K、葡萄糖及有机酸等。补养适用于以下情况。

1. 高脂血　玉米面加水调和，放入煮沸的大米粥中，同煮而食。

2. 健忘失眠　玉米面做成发糕，或将玉米制成小米大小的颗粒，熬成稀粥，经常食用，可健脑益智。

3. 缺乳　玉米须煮汤饮用，可增加乳汁分泌。

四、黄豆

黄豆性味甘平、无毒，具有润燥止渴、健脾宽中等作用。黄豆富含蛋白质（约占 40%）、绿原酸（具有抗癌防癌作用）等，故有"植物肉"和"绿色乳牛"的美誉。补养适用于以下情况。

1. 气虚感冒　黄豆 60 g，葱白 3 条，白菜头 1 个，白萝卜 60 g，水煎温服。

2. 血虚便秘　黄豆皮 200 g，水煎，每日 1 剂。

3. 贫血 黄豆 200 g,菠菜 500 g,洗净后放入已煮至半熟的猪肝汤中,继续煮熟后分 20 等份,每日 1 份,连服 20 日。

4. 缺乳 黄豆 200 g,黄花菜 30 g,猪蹄 1 只,加清水适量,炖熟后调味服食,每日 1 次,连服 5 日。

五、绿豆

绿豆性味寒甘,有润肺止咳等功用。绿豆含丰富的蛋白质、脂肪、糖类和多种维生素,有良好的药用和保健价值,补养适用于以下情况。

1. 防暑降温 绿豆 60 g,鲜丝瓜花 8 g,水 500 mL,先煮绿豆至熟,捞出豆后放入丝瓜花煮沸,温服。或用绿豆 30～50 g,武火急煎使汤呈绿色,加白糖少许、西瓜翠衣适量,再煮片刻,去渣留汁,每日 2 次,连服 3 日。

2. 贫血 绿豆、红枣各 50 g,加水适量,煮到绿豆开花为止,等到红枣胀圆,加红糖适量,吃枣喝汤,每日 1 次,15 天为 1 个疗程。

注意:绿豆性偏寒凉,故对脾阳素虚、痰湿较盛、寒邪内聚之人应慎重使用,尤其不宜大量食用。

六、黑豆

黑豆性味甘平、无毒,具有补肾、利水功效。黑豆主要含有蛋白质、脂肪、钙、铁、磷、维生素等营养成分。补养适用于以下情况。

1. 肾虚便血 黑豆 500 g,炒焦研末,热酒浸之,去豆饮酒。

2. 产后血虚 黑豆 500 g,炒热至有烟冒出,放酒瓶中,经 24 h 以后,每次服半杯,每日 3 次,微汗出。

3. 头发早白 黑豆 10 g,黑芝麻 8 g,炒香嚼食,每日 1 次,1 个月为 1 个疗程,可坚持 3～4 个疗程。

4. 营养不良之浮肿 黑豆 500 g,加水 500 mL,煮至 300 mL 后加入白酒适量,再煮至豆熟,温服,每日分 3 次服食,连服数日。

注意：黑豆不宜与猪肉同食。

第三节 瓜果类

一、西瓜

西瓜又称旱瓜、寒瓜。西瓜翠衣、瓜瓤、瓜子、西瓜叶等均可入药。西瓜性味甘寒、无毒，具有消烦止渴、养心安神、利水消肿等作用。西瓜含有蛋白酶、葡萄糖、苹果酸、氨基酸、维生素 C 等营养成分。补养适用于以下情况。

1. 消渴　西瓜皮、冬瓜皮各 15 g，天花粉 12 g，水煎服。

2. 肾炎恢复期　西瓜 1 个，切开蒂部，倒出瓜瓤，装满大蒜瓣，再用蒂盖好，并用纸筋泥固封，再火煨 1 天，取出研成细末，而成西瓜黑霜，装瓶待用。每次 3 g，每日 3 次，鸡蛋汤冲服，连服 1 ~ 2 日。

西瓜性略偏寒，凡脾胃虚寒、寒积冷痛及便溏尿清患者慎用。

二、无花果

无花果又名文仙果、品鲜果、奶浆果、蜜果，其果、叶均可入药，性味甘寒，有健脾止泻、益肺通乳的作用。无花果含有果糖、葡萄糖、柠檬酸、淀粉酶、脂肪酶、蛋白酶等，故称为仙果。补养适用于以下情况。

1. 咽干音哑　无花果 150 g，水煎后调冰糖分服，每次服 5 g，每日 3 次，连服 10 日。

2. 脾虚久泻　无花果 5 ~ 7 枚，水煎服。

3. 血虚便秘，气虚脱肛　鲜无花果生吃或干果 10 枚，猪大肠 20 cm，水煮，加调料，食肉汤。

注意：外感未愈者，不宜多食。

三、苹果

苹果为四大水果之一，性味甘酸而平、无毒，具有生津止渴、益脾止泻、和胃降逆的功效。主要含糖类，有提高人体免疫功能的作用。补益适用于以下情况。

1. *肺虚咳喘*　苹果 200 g，削皮切块煎汤，每日 1 剂，分早、晚 2 次服完，连服 1 周。

2. *肝血虚之眩晕*　苹果洗净捣汁，每次 100 g，每日 3 次温服，10 日为 1 个周期，连服 1 ~ 2 个周期。

3. *脾胃虚弱，消化不良*　每日饭后食苹果 1 个。

4. *脾虚腹泻*　苹果 1 kg，洗净去皮去籽，捣成泥块，每次饭后食 100 g，每日 4 次，连服 3 日。

注意：苹果多食致腹胀，脾胃虚寒者慎用。

四、梨

梨为"白果之宗"，皮、肉均可入药。性味甘酸、微凉，有润肺清热、养阳生津等功效。梨含有较丰富的葡萄糖等，补养适用于以下情况。

1. *肺阴虚咳嗽*　鸭梨 200 g，榨取鲜汁，加入 2 茶勺姜汁，和匀，隔水蒸 30 min 后饮用，或用市售冰糖梨防治。

2. *咽干口渴*　雪梨干 50 g，罗汉果 25 g，岗梅 25 g，水煎 20 min后温服。

3. *血虚便燥*　鲜梨 1 个（约 100 g），去皮切成碎块，加入冰糖顿服，每日 1 ~ 2 次，连服 3 日。

4. *阴虚感冒*　生梨 1 个，洗净后连皮切碎，大麻仁 30 g，文火同煮，去渣取汁，酌加蜂蜜少许，顿服，每日 1 ~ 2 次，连服 1 周。

注意：梨性寒凉，故脾胃虚寒之呕吐、肺寒咳嗽、便溏、腹痛之人应慎用，每次食用不宜过多。

五、葡萄

葡萄性味甘酸而平、无毒，具有益气补血、滋阴除烦、健胃利尿及疏利筋骨等功效。含有葡萄糖、蛋白质、钙、磷、铁、胡萝卜素、维生素 B、维生素 C、果酸、氨基酸、糖类及多种矿物质，有较全面的营养价值。补养适用于以下情况。

1. 咽干音哑　葡萄汁、甘蔗汁各 100 mL，混合搅匀后用温开水冲服。

2. 痢疾病之恢复期　白葡萄汁 150 mL，生姜汁 25 mL，蜂蜜 50 mL，茶叶 9 g，将茶叶煎 1 h 后取汁，兑入其他 3 种后顿服。

注意：葡萄味酸质润，含糖量高，以滋阴见长，然而痰湿毒盛、火热偏旺者应少吃或忌吃，以免滋湿生痰、生热助火而延长病程。

六、狝猴桃

狝猴桃俗称阳桃、毛桃，其根、皮、茎、叶、实均可入药，为中国特产，故又称为中华狝猴桃。性味甘酸而凉、无毒，具有滋补强身、生津润肺功效。狝猴桃富含柠檬酸、苹果酸、钙、磷、锌、锰、烟酸、蛋白质、维生素 B、维生素 C 及氨基酸等。补养适用于以下情况。

1. 口渴咽干　鲜狝猴桃 1~2 个，饭后生食，每日 2~3 次。

2. 肺虚咳嗽　鲜狝猴桃根 50~100 g，豆腐 200 g，同时炖服，每日 1 次。

3. 肝脾肿大病之保健　鲜狝猴桃 5 个，洗净切碎，捣烂绞汁，用温水冲服。

第四节　蔬菜类

一、白菜

白菜性味甘凉、无毒，具有和胃润肠等功效。含蛋白质、脂肪、

维生素 B_1、维生素 B_2、维生素 C、胡萝卜素、钙、磷、铁等。补养适用于以下情况。

1. 阴虚肺热 新鲜大白菜 1~1.5 kg，洗净放陶瓷锅内，加入蜜枣几枚，文火炖 3~4 h，饮用。

2. 气虚感冒 白菜根 120 g，葱白 10 g，生姜 60 g，水煎取汁，每日 1 剂，分 3 次服完。

注意：白菜性味偏甘凉，寒证的患者不宜多食。若要食用，在煮菜时加入一些老姜，可以除去寒气。

二、菠菜

菠菜味甘性寒，质滑腻，无毒，具有生津养血、益胃健脾、润肠通便等作用。含胡萝卜素、维生素、蛋白质、糖类、钙、磷、叶酸、草酸。补养适用于以下情况。

1. 缺铁性贫血 鲜菠菜，可炒食、煮食，也可做成菠菜面食用。

2. 脑缺血及眩晕 鲜菠菜根 120 g，鸡内金 15 g，水煎服，每日 2~3 次，或取鲜菠菜 250 g，鲜芹菜 250 g，去根洗净，切成小段，放入开水中，烫 2 min 左右捞出，加入麻油、味精等调味品，拌匀佐膳。

3. 血虚便秘 菠菜 100 g（洗净切碎），麻油 30 g，蜂蜜 30 g，三物搅匀后生服，每日 1 剂，早晚分服，连服 3~5 日。

4. 肺虚咳喘 菠菜籽文火炒黄，研末，每次 4~5 g，每日 2 次，文水送服。

注意：小腹疼痛、夜尿频繁、经期过多、滑精腰痛、梦遗早泄者应少吃或不吃，也不宜与豆制品一起食用。

三、韭菜

韭菜又名扁菜、起阳草等，性味干辛而温，具有温中补虚、调和脏腑、益阳的功效。含苷类、蛋白质、脂肪、糖类、胡萝卜素、维生素 B、维生素 C、纤维素及钙、磷、铁等。补养适用于以下情况。

1. **肾虚阳痿、遗精** 鲜韭菜150 g，鲜虾250 g（去壳），用常规方法炒熟后服食，每日 1 剂，连续治疗 1~2 个月，或韭菜籽炒黄，研末，每次 10 g，每日 2 次。

2. **血虚便秘** 将韭菜榨汁，与米浆混合，蒸成韭菜团，坚持食用 15 天，或用韭菜根、叶捣汁 200 mL，温开水加少许酒冲服。

3. **脾虚腹泻** 取大米 100 g 煮成稀粥，再将鲜韭菜 60 g 洗净切断，加入其中，调入盐后温服，每日 1 剂，连服 6 剂。

4. **肾虚牙痛** 韭菜根 10 个，川椒 20 粒，香油少许，同捣如泥，敷于痛处面颊上，数次可愈。

注意：阴虚有热及痈疮已熟者忌单独服用韭菜籽，亦不可与蜂蜜及牛肉同食。

四、黄花菜

黄花菜又名金针菜，性味甘凉，有养血平肝功效，含胡萝卜素、维生素 C、烟酸、蛋白质、糖类、钙、磷、铁等。补养适用于以下情况。

1. **腰痛耳鸣** 黄花菜根 20 g，蒸肉或煮猪腰食用。

2. **心血虚损之失眠** 黄花菜 30 g，煎汤代茶饮。

3. **肾虚耳鸣** 黄花菜 50 g，瘦猪肉 200 g，清炖，加盐佐膳。

4. **贫血，营养不良性水肿** 黄花菜 30 g，炖肉服用。

注意：黄花菜属于温热发毒的食品，内有"湿毒"的患者及皮肤疮疡患者不宜食用。另外，鲜黄花菜中含有秋水仙碱，食后会使人出现腹痛等症状，所以吃鲜黄花菜最好先用开水焯一下。

五、芹菜

芹菜有水芹和旱芹两种，旱芹又名香芹。性寒味甘，无毒，含芹菜素、挥发油、香柠檬内酯、绿原酸、咖啡酸、芦丁、胡萝卜素、维生素 C、烟酸、多种氨基酸、糖类、钙、磷等。补养适用于以下情况。

1. **高血压患者的保健** 芹菜 200 g，洗净用沸水煮 2~3 min，切碎绞汁，每服 250 mL，每日 2 次。

2. 血虚肠燥便秘 鲜芹菜适量，炒菜，或煮熟拌香油食用。

注意：芹菜偏凉，脾胃虚寒、肾阳不足的患者应慎用，也不可大量久服，否则影响男性性功能，抵制精子生成率。

六、番茄

番茄又称西红柿、番柿、洋柿子等，性平微寒、味甘酸，具有清热生津、健胃消食、养阴益肾等作用，番茄中含有极为丰富的维生素 C，并不易被破坏，对于治疗和预防坏血病、癌症和提高人体免疫力有重要作用。补养适用于以下情况。

1. 预防高血压、高脂血 鲜西红柿 100 g，洗净去皮，纱布绞汁，同时用天麻 10 g 煎取浓汁，两汁兑匀后温服，每次 30 mL，每日 2 次，连服 1 个月。

2. 暑期保健 鲜番茄 2~3 个，鲜西瓜 1 个，鲜荷叶 15g，先将前两种去皮，滤出鲜汁，再将荷叶熬 15~20 min 取汤，三汁兑匀，温服，每日 2~4 次，连服 3 天。

注意：番茄性寒凉，脾胃虚寒或寒湿过盛者不宜食用。

七、蘑菇

蘑菇又称蘑菇蕈、肉蕈、鸡足蘑菇等，性味甘凉，具有益肠胃、降血糖功效，含蛋白质、脂肪、多糖、粗纤维、钙、磷、铁、铜、锌、锰、叶酸、烟酸等。近年来，从人工培养的鲜蘑菇中提取的多糖类，对白细胞减少症、传染性肝炎有一定疗效。而且有些野生蕈类还含有抗癌物质。因此，常食蘑菇有预防癌症的作用。另外，蘑菇对金黄色葡萄球菌、伤寒杆菌及大肠杆菌有抑制作用。保健适用于以下情况。

1. 肝炎病之恢复期 鲜蘑菇常做菜肴食用。

2. 肺虚咳嗽 蘑菇适量，煨汤饮食。

3. 消化不良 香菇 10 g，煎汤食饮。

注意：蘑菇不可多食，否则动气发病，同时防止误食毒蘑菇。

第五节 肉鱼类

一、猪肉

猪肉性味甘、咸、微寒，具有健脾益气、滋胃润燥、润肠通便、补肾益精、养肝润肤的功效。主要含脂肪、蛋白质及磷等，为高热量食品。补养适用于以下情况。

1. 食欲不振 猪后腿肉 100 g，山楂片 50 g，猪肉切成块水煮，加适当佐料与山楂片共食，每次 50 g，每日 2 次，连服 2 周。

2. 体弱无力，头晕腰痛 瘦猪肉 100 g，枸杞子 50 g，先将枸杞子水煎，把瘦猪肉切片放入汤内加少量盐，待肉熟，枸杞子烂后，饮汤食肉和枸杞子。

3. 风寒久咳 猪肺 1 个，麻黄根共炖汤服用。

4. 西红柿烧猪肉的营养保健作用 原料：猪里脊肉 250 g、萝卜 400 g、洋葱 1 个、西红柿 2 个、面粉 1 大匙、豆角 6~7 根、佐料（水或汤汁 1/2 杯、西红柿汁 2 大匙、酱油 2/3 大匙、料酒 2 大匙、白砂糖少许）。

制作方法：①西红柿、洋葱切成月牙形。②萝卜切块，在开水中焯一下。③佐料和洋葱放到锅中，中火煮好后，加上萝卜。④改小火煮到汤汁剩一半时，加上西红柿。⑤猪肉切成 8 mm 厚的块，裹上面粉，放入锅中，待锅中汤汁煮黏稠后停火。⑥撒上焯好的斜切豆角。

注意：阴虚血热、湿热较甚者不宜多食猪肉。

二、羊肉

羊肉性热味甘温、无毒，具有温脾暖胃、补中益气、补气养血、补肝明目的功效。中医认为，羊肉是"血肉有情之品"，滋补力佳。现代医学研究证实，每 100 g 肥瘦羊肉，能产生 367 kcal 的热量，高于瘦猪肉、咸猪肉、肥瘦牛肉等高热量肉食，因而羊肉的助热御寒效果特好。它的营养价值也极佳，每100 g中含蛋白质13.2 g、脂肪34.6 g、糖类0.6 g、钙11 mg、磷129 mg、铁2 mg，还含有丰富的维生素B_1、维生素B_2及烟酸等。补养适用于以下情况。

1. 肠胃虚寒 新鲜精瘦羊肉250 g，切小块先煮烂，再与粳米同煮粥，每日2次。

2. 消化不良 羊肉150 g，切薄片，与高粱米100 g同煮粥，加入调料后食用，每日1剂，连服3日。

3. 肾虚阳痿 白羊肉250 g，去脂膜，切块煮至半熟，以蒜佐之，每日1次。

4. 腰背疼痛 以羊肉为主，加当归、生姜少许同煎成汤，服用后效果良好。这就是中医方剂中有名的当归生姜羊肉汤。

5. 寒性体质 将羊肉切细后与生姜同炒做菜佐餐，能增强食欲。羊的全身都具有药用价值，除羊肉外，羊肝补肝明目；羊肚健脾；羊肾补肾壮阳，治虚劳腰痛、肾虚精竭之阳痿、小便淋沥等症；羊脑髓可治神经衰弱等症；羊胆能治眼疾。山羊角还可替代羚羊角用，有退热平肝、镇静的疗效。

注意：由于羊肉性热，因而素性偏热者，以及肺结核、高血压、疮疖溃疡、热性关节痛和各种出血症等热性患者，不宜食用，以免助热伤阴，影响治疗。

三、驴肉

驴肉味甘性平、无毒，具有补血、益气的功效，可治劳损、风眩、心烦等症。从驴肉的功效来说，用驴骨熬汤可治多年消渴（即糖尿病）。驴脂如经调制，不仅可治咳嗽、痢疾、耳聋，还可用它敷恶疮疥肿。驴鞭更是《本草纲目》等药典公认的补肾保健上品。

驴肉的营养极为丰富，每100 g驴肉含蛋白质18.6 g，还含有糖类、钙、磷、铁及人体所需的多种氨基酸。中医认为，驴肉一是补气养血，用于气血不足者的补益；二是养心安神，用于心虚所致心神不宁的调养。功效非凡的阿胶制品，就是用驴皮熬制而成的，具有很好的补血护肤养颜功效。

驴全身均可入菜，根据部位不同和不同的烹调方法可调制风味各异的菜肴。驴三件系用驴鞭和睾丸酱制而成，形似蝴蝶，红白相间，光亮透明。驴鞭的滋阴补肾、生精提神作用仅次于鹿鞭。十件拼盘由驴身 10 个部位的器官（心、肝、腰、肉、肚、肠、耳、尾、口条、蹄筋）组成，各有特色口味。糖醋驴骨髓口味清香、脆而柔嫩，可健脾胃、补肝肾、固精填髓。酱驴腿香嫩可口，具有补血益气、护肤养颜的功效。同时，驴肉肉质鲜嫩可口，是老年人食用佳品。

四、牛肉

牛肉性味甘温、微毒，归胃、脾经。具有安中益气、健脾养胃、强骨壮筋、补虚损、除湿气、消水肿的功效。补养适用于胃弱脾虚、水肿胀满、腰膝乏力等症。

牛肉味美，营养丰富，所含蛋白质比猪肉高 1 倍，且含脂肪、胆固醇低。维生素含量高，并含有人体所需的 12 种氨基酸。因此，牛肉很适宜肥胖者、高血压、冠心病、动脉硬化和糖尿病者食用，是滋养强壮的补品。

注意：牛肉又是一种发物，患有疮毒、湿疹、瘙痒症等皮肤病症者应戒食；患有肝炎、肾炎者亦应慎食之，以免病情加重或复发。

常用的验方与药膳参考如下。

1. 牛肉汁　牛肉 60 g 绞烂，用 60~70 ℃热水泡 10 min，滤除渣，炖熟成为肉汁，能补血健胃，久病体虚宜食之。

2. 黄牛肉浓汁　黄牛肉 250 g 绞烂，炖熟成浓肉汁，可治脾虚久泻甚至脱肛、面浮足肿。

3. 参芪牛肉汤　牛肉 250 g，黄芪、党参、淮山、浮小麦各 30 g，白术 15 g，大枣 10 枚，生姜 10 g，同煮汤，煮至牛肉熟后加适量食盐调味食用，可治气虚自汗。

4. 陈皮牛肉汤　牛肉 1.5 kg，砂仁、陈皮、桂皮、白胡椒各 3 g，生姜 15 g，同煮汤，食盐、香葱调味分几次食用。适用于体虚疲乏，饮食不振，大便溏稀病者。

5. 牛肉粥　鲜牛肉 100～150 g，剁成肉末，与大米或小麦 100 g 同煮粥，粥熟时加适量姜末，熟后加油、盐调味食用。适用于病后脾胃虚弱、气血两亏、食欲不振、大便溏泄、体虚浮肿、营养不良、下肢湿疹等症。

6. 蚕豆炖牛肉　蚕豆 150 g，牛肉 150 g 切片，加水同煮，少量食盐调味，佐膳食用，对营养性水肿疗效较好。

7. 番茄烧牛肉　鲜番茄 250 g 洗净切块，牛肉 100 g 切薄片，用少许油、盐、糖调味同煮，佐膳食用。对高血压、慢性肝炎有辅助疗效。

8. 南瓜炖牛肉　牛肉 250 g 洗净切块，生姜 25 g，同放锅内用小火煮至八成熟，加入去皮切块的南瓜 500 g，同煮至熟烂，熟后加食盐、味精食用。适用于肺痈、咳吐浓痰等症。

9. 枸杞炖牛肉　牛肉 500 g 切小块，撒上适量食盐和胡椒粉后，再用面粉拌和，放入油锅内炒成赤色，加入 2 个切片的洋葱共炒，倒入番茄汁 1 杯，枸杞子 30 g，共煮 1 h，再加入胡萝卜片约 100 g，土豆片 150 g，快熟时加入洋葱 3 个（切片），豌豆荚一把，适量食盐调味，即可食用。有补益强壮作用，对儿童和老年人是营养极佳的大补菜肴。

10. 茴香牛肉　牛肉 400 g 切块，放在炒香研成粉末的芝麻里搅拌均匀，并放置 2 h 后，再放入热油锅内速炒片刻，加水煮沸，再放酱油、糖，用小火煮 0.5 h，煮熟后装入碗内。上面撒上炒香研成末的小茴香 15 g 即可食用。适用于风寒咳嗽、寒痰多、食欲不振等症。

五、鸡肉

鸡肉性味甘、咸、微湿、无毒，具有温中补脾、益气养血、补肾养血、补肾添精、补肝调经及扶正祛邪等功效。主要含蛋白质、磷及烟酸等。补养适用于以下情况。

1. 病后体虚　老母鸡 1 只，黄芪 60 g，党参 30 g，山药 30 g，加黄酒淹没鸡、药，隔水蒸熟，分数次服食。

2. 遗尿　雄鸡肝、桂心等分，捣丸大小，每服 1 丸，米汤送下，每日 3 次。

3. 脾虚纳呆　鸡内金 5 g，食盐少许，共研细末，饭前用温开水送下，每日 1 次。

注意：食鸡肉时一定要除去鸡尾上囊，否则食后易诱发癌症。

六、鲳鱼

鲳鱼又名平鱼、银鱼、镜鱼等，性味甘平，有补胃益血、充精的功效。补养适用于以下情况。

1. 消化不良　鲳鱼加扁豆、葱、姜同煮，也可加入香菇，食肉喝汤。

2. 肾气虚，足膝软　鲳鱼 1 条，栗子 10 个，同煮食用。

3. 阳痿早泄　鲳鱼 1 条，蚕茧壳 10 只，共煮食用。

注意：鲳鱼籽有致泻痢的作用，故应弃去不食。且鲳鱼胆固醇较高，因此，高脂血及冠心病患者不宜多食。

七、甲鱼

甲鱼又称鳖、圆鱼、水鱼。性微寒，有滋阴凉血、补肾、益肝、健胃的功效。鳖甲中含有丰富的动物胶、蛋白质、碘和维生素 D 等，有抑制结缔组织增生、提高血浆蛋白的作用。补养适用于以下情况。

1. 肝肾阴虚，头晕目眩，腰痛遗精　轻蒸鳖肉单食之，或鳖 1 只，去脏头，加枸杞子 30 g，淮山药 30 g，女贞子 15 g，熟地 15 g，共煮熟，去药服侍。

2. 气虚浮肿　鳖甲、黄芪、山药各 30 g，先将鳖甲煎 1～2 h，然后加入山药、黄芪同煎，去渣饮汤。

3. 保健强身　鳖 1 只，去内脏切块，加佐料清蒸 1 h，食肉喝汤，男女老幼皆宜。

注意：脾胃阳虚、食欲不振、胃功能差者应限制食量，以免引起腹泻，但一般人可作为强身和益寿食品。

第六节　饮品类

一、牛奶

牛奶是营养丰富的滋补品。性味甘平、微寒，具有补虚损、益肺气、润皮肤、解热毒及润肠通便的功效。牛奶中含有的维生素 A 和维生素 D，对预防缺钙和佝偻病均有显著的作用。补养适用于以下情况。

1. 脾虚胃脘痛　鲜牛奶 500 mL 煮沸，调入蜂蜜 50 g，白及粉 10 g，每日 1 次。

2. 血虚便秘　牛奶 250 mL，蜂蜜 100 g，葱汁少许，煮沸，早晨空腹食。

3. 气血不足　鲜牛奶煮沸，喂养小儿。

注意：因牛奶中含有大量蛋白质和脂肪，对牛奶过敏、牛奶不耐受者，以及反流性食管炎、胆囊炎、胰腺炎患者均不宜喝牛奶。

二、茶叶

茶叶是山茶科植物茶的芽叶经炒制而成。茶叶的种类很多，新鲜茶叶在采集后经过杀青、揉捻等工序后成为"绿茶"。鲜茶叶经过雕、揉捻、发酵等工序过程而成为"红茶"。也有将茶叶压缩成块状或陀状者，成为砖（陀）茶。传统医药学认为茶叶性味苦甘而凉，具有清头目、消积食、健脾胃、香口气、祛暑气等功效。茶叶中含嘌呤类生物碱，以咖啡碱为主，还有微量的可可豆碱、茶碱等；绿茶中缩合鞣质较高。另外，茶叶中还含有多种微量元素，有防癌作用。因此，茶叶被誉为世界三大饮品之一。补养适用于以下情况。

1. 口干口臭　常饮绿茶，如黄山毛峰茶、西湖龙井茶。

2. 神疲嗜睡　饮浓绿茶。

3. 消胖减肥与健美　饮乌龙茶，每日 5 ~ 6 杯，4 周后见效。

4. 脾胃虚弱，消化不良　饮红茶。

5. 脾胃虚寒，食肉不化　饮砖茶，用开水熬茶，频饮。

注意：失眠者睡前忌饮茶水。夏季宜饮绿茶，冬季宜饮红茶。

三、酒类（不含啤酒）

酒类因加工方法不同而分为蒸馏酒（如白干、大曲等）和非蒸馏酒（如黄酒、葡萄酒等）两大类。其性味甘苦，温通性强，适当饮用对调节身心功能有益。补养适用于以下情况。

1. 冠心病　三七粉 1 g，白酒 10 ~ 20 mL 冲服，或于心前区疼痛、胸闷不适时用此方，病情可得以缓解。坚持调养亦可防心绞痛发作。

2. 虚劳，失眠　每晚睡前饮葡萄酒 30 mL。

3. 体虚，阳气不足　葡萄酒 50 mL，于休息时饮，每日 1 次。

四、啤酒

啤酒中含有丰富的营养成分，如有 8 种人体必需氨基酸、维生素和矿物质。长期饮用啤酒，可增强食欲、帮助消化、利尿消肿。啤酒中所含的维生素，则有软化血管、降低血压、改善微循环、预防动脉硬化的作用。啤酒中的糖能供给人体能量，啤酒中的二氧化碳，具有清热解暑、生津止渴的功效。补养适用于以下情况。

1. 烦渴　啤酒 500 mL 频频饮之。

2. 厌油腻食物　在早餐时可将啤酒作为饮料服食。

3. 食欲不振　啤酒代主食饮之。

注意：啤酒勿与白酒同饮，否则会加速对胃肠的刺激。另外，慢性胃炎、肥胖者也不宜多饮啤酒。

五、矿泉水

矿泉水是指从地层涌出地面的含有大量矿物质的天然泉水。这些矿物质除含有氯化钠、碳酸钠、碳酸氢钠、钙盐、镁盐外，还有许多对人体有益的微量元素。现代研究表明：矿泉水有健胃消食的功效，这是因为碳酸氢钠进入人体会释放出大量的二氧化碳，刺激胃肠蠕动和消化液的分泌，饮后会明显感到消化力增强、胃口大增，矿泉水还有调节代谢的作用，食物常为酸性或碱性，如食肉过多，会使体液呈酸性，这时服用碱性矿泉水，可保持体内酸碱平衡。矿泉水有保健祛病的功效。维持人体正常生理功能的许多矿物质在体内保持一定浓度，偏低和过多均会导致疾病，如选择含有不同离子矿泉水饮用，就可保持这一浓度。矿泉水对消化功能和代谢功能紊乱、慢性泌尿系统疾病、胃肠炎、胃和十二指肠溃疡、糖尿病等均有辅助调养作用。

注意：矿泉水虽然无色无味，喝起来清甜味美，有独特的口感，但饮用时一定要注意水源卫生。

第七节　调味品类

一、食糖

食糖主要有白砂糖、红糖、冰糖 3 种。其味甘，具有滋补性。适用于以下情况。

1. 暑期保健　白糖水 1 杯，饮服。

2. 血虚，月经不调　益母草 60 g，大枣 10 枚，煎汤 200 mL，加红糖 50 g，顿服，每次月经前服 7 天。

3. 咽干声哑或咳嗽　冰糖含化，日数次。

注意：糖尿病患者忌用食糖；小儿睡觉前勿食糖。胃酸过多、胃肠溃疡、牙病患者少吃食糖。

二、蜂乳

蜂乳别名乳王浆、王浆、乳浆等，性甘、酸、平，具有滋补、强壮、益肝、健脾的功用。适用于以下情况。

1. 小儿消瘦，发育不良　蜂乳每次 10 ~ 20 mL，日服 3 次，连服 3 个月。

2. 肝炎恢复期保健　口服 10% 王浆蜂蜜，5～10 岁服 10 g，10 岁以上 20 g，每日 1 剂，连服 60 天为一疗程。

3. 血虚便秘　蜂乳 30 mL，顿服。

三、食盐

食盐性寒味咸。适用于以下情况。

1. 脾虚久泻脱肛　白糖 20 g，食盐 6 g，加入 500 mL 开水中饮用。

2. 牙齿保健　每日用细盐粉刷牙或漱口 1～2 次。

3. 暑期保健　高温暑期饮 1～2 杯淡盐水，可解暑热，增补体液。

注意：高血压和水肿患者不宜多用食盐。

四、醋

醋又称食醋、苦酒等，其性味酸、温，具有止血散瘀、防腐杀菌、解毒杀虫的功效。适用于以下情况。

1. 轻度高血压病　每顿饭后喝 1 汤勺加醋的冰糖水，或花生仁醋泡 24 h 后，每晨起吃 10 粒。

2. 食欲不振　胃口不好的慢性病患者和味觉退化的老年人适当吃些醋，可以调节食欲，改善进食情况。

注意：过量食醋会伤筋、软齿，特别是胃和十二指肠溃疡患者不宜多食醋。

第八节　食物中的鸳鸯配

饮食中"食物相克"意思是，两种食物放在一起食用时，如搭配不当，容易导致生病或中毒。从现代营养科学观点看，两种或两种以上的食物，如果搭配合理，不仅不会"相克"，而且还会"相生"，起到营养互补、相辅相成的作用。俗称"鸳鸯配"。

1. 芝麻配海带　把它们放一起同煮，能起到美容、抗衰老的作用。因为芝麻能改善血液循环，促进新陈代谢，其中的亚油酸有调节胆固醇的功能，维生素 E 又可防衰老。海带含有钙和碘，能对血液起净化作用，促进甲状腺素的合成。两者合一，效果倍增。

2. 猪肝配菠菜　猪肝、菠菜都具有补血的功能，一荤一素，相辅相成，对治疗贫血有奇效。

3. 糙米配咖啡　把糙米蒸熟碾成粉末，加上咖啡、牛奶、砂糖就可饮用，糙米营养丰富，对医治痔疮、便秘、高血压等有较好的疗效；咖啡能提神，拌以糙米，更具风味。

4. 牛肉配土豆　牛肉营养价值高，并有健脾胃的作用。但牛肉粗糙，有时会破坏胃黏膜，土豆与之同煮，不但味道好，且土豆含有丰富的维生素，能起到保护胃黏膜的作用。

5. 百合配鸡蛋　有滋阴润燥、清心安神的功效。中医认为，百合清痰水、补虚损，而蛋黄则能除烦热、补阴血，二者加糖调理，效果更佳。

6. 羊肉配生姜　羊肉补阳生暖，生姜驱寒保暖，相互搭配，暖上加暖，同时还可驱外邪，并可治寒腹痛。

7. 甲鱼配蜜糖　甜味上口，鲜美宜人，含有丰富的蛋白质、脂肪、多种维生素，并含有辛酸、硅酸等，为不可多得的强身剂，对心脏病、肠胃病、贫血均有疗效，还能促进生长，预防衰老。

8. 鸭肉配山药　老鸭既可补充人体水分又可补阴，并可清热止咳，山药的补阴之力更强，与鸭肉共食，可消除油腻，补肺效果更佳。

9. 鲤鱼配米醋　鲤鱼本身有涤水之功，人体水肿除肾炎外大都是湿肿，米醋有利湿的功能，若与鲤鱼共食，利湿的功能倍增。

10. 肉配大蒜　俗话说："吃肉不吃蒜，营养减一半。"这有一定的道理，因为从科学上讲，肉和大蒜确实应该相伴而食。据研究，瘦肉中含维生素 B 的成分，而维生素 B 在人体内停留的时间很短，吃肉时再吃点大蒜，不仅可使维生素 B 的析出量提高数倍，还能使它原来溶于水的性质变为溶于脂的性质，从而延长维生素 B 在人体内的停留时间，这样对促进血液循环及尽快消除身体疲劳、增强体质等都有重要的营养意义。因此，吃肉的时候，别忘了吃几瓣大蒜。

第三章　起居养生保健法

第一节　基本原则

要想保持身体健康，就要从最根本的生活习惯做起。

一、简单过日子，避免"文明病"

现代人的生活（包括食、衣、住、行等）与以往大不相同，为了维护自己的健康，应该尽量少食罐头食品、油炸食物，避免熬夜狂欢、暴饮暴食、烟酒不离等。凡事都以"简单自然"为原则，坚持健康的饮食、生活方式及习惯，就能减少"文明病"的发生。

二、不要动不动就看医生

倡导疾病的"早期发现、早期诊断、早期治疗"，在医疗观念上是正确的，但许多人一发现自己身体稍有不适就去看医生，打针吃药，这不但容易使自己过度依赖药物，而且也会浪费医疗资源，对自己和社会都是不好的习惯。

三、多运动，增强抵抗力

运动可以增加组织细胞的活动量，促进新陈代谢，增强体魄，增加体能。身体健康自然就会有抗病能力，可以抵抗外来的病菌侵袭。即使是生病吃一些药物，组织代谢也可以快速将药毒分解排出。

四、呼吸新鲜干净的空气

一个人可以一天不吃饭、不喝水，但是如果超过几分钟没有空气就会死亡。新鲜的空气对身体保健非常重要，生活在都市的人们，每天面对的都是水泥丛林，所以要利用机会去野外接触大自然。

五、健康四大忌

人到中年以后，生理功能逐渐衰退，老化现象也悄然而至。因此，中年人在日常生活中，切忌犯养生的大忌——硬熬。

1. 饮食上不可硬熬　水是人体最需要的物质，中年人必须养成定时饮水的习惯，每天饮水以 6 ~ 8 杯为宜。经常饥不进食，易引起溃疡病、胃炎、消化不良等症。

2. 起居上不可硬熬　大便硬憋，会造成习惯性便秘、痔疮、肛裂、脱肛。憋尿引起下腹胀痛难忍，甚至引起尿路感染和肾炎的发生。因此，要养成定期排便的习惯，有了尿意就应立即小便。

3. 身体疲劳时不可硬熬　疲劳是需要恢复体力和精力的正常反应，也是人们所具有的一种自动控制信号和警告。如果不按警告立即采取措施，就会积劳成疾，百病缠身。应注意劳逸结合。

4. 身体患病时不可硬熬　中年人的脑、心、肝、肾等重要器官的生理功能都在不知不觉中衰退，细胞的免疫力、再生能力和机体的内分泌功能也在下降。因此，当身体患病时，应尽早到医院诊治，尽快恢复身体健康，切忌病体硬熬而导致重病缠身。

第二节　居　住

居住条件与环境是人类赖以生存的重要因素，直接影响着人类的健康状况。

一、城市居住条件

城市是政治经济文化的中心，人口稠密，居住以楼房为主，楼房的建设越来越高层化、规范化。以家庭为单位的单元楼为主体，水、电、暖、煤气四通，构成了人们日常生活的小天地。

1. 楼房的选址　理想的住处应该无污染，背风向阳，依山傍水。深山丛林，空气清新，可以称作佳境，但单独前往，多有险阻；多人同去则喧哗杂乱。最好是在人烟密集与原野相邻近的地方安家。因为此处虽较偏僻，但毕竟不太远离村镇，又很安静，使人心情超逸。假如背靠青山，面对绿水，气候清爽，土地美好而肥沃，泉水清甜而可口，便可营造房屋。现代城市居民楼房的选址，除方便生活、方便工作、避免污染外，如若能背靠青山、面对绿水、气候湿润清爽、空气新鲜，则为最佳选择。

2. 朝向与结构　居室应南向而坐，东首而寝，阴阳适中，明暗相半，高度适宜。建筑应选用地基坚实、牢固的框架式构造，以抗地震灾害造成的巨大损失。墙体选用质轻耐用的空心砖，既可隔热隔音，又可减轻楼体的重量和压力。

居室的内部结构，近年来向大客厅小卧室的方向发展。客厅为一家人共同活动和接待客人的场所，应该宽敞、明亮、优雅，这样能体现主人的身份和气质。卧室为家庭成员就寝之地，以安静舒适为宜。居室的内部装修、居室家具的摆放，根据居室的大小、家具的多少而定，以简洁、实用为主。

3. 采光与通风　居室采光和通风良好，可以保持室内干燥，空气清新，有效地抑制细菌、病毒及其他致病微生物生长和繁殖，保证人体健康，减少疾病的发生和传染，对人类的养生保健有重要作用。居室窗户宜扩大，北半球面南，南半球面北，寒冷地区可安装双层玻璃窗以利保暖。窗户既要求良好的通风和采光，又要求冬季的保暖和御寒，还要防止夏季蚊蝇的入侵。厨房、卫生间、小卧室、客厅的窗户在主采光窗户的对应墙壁安设。厨房和卫生间的窗户上应安装抽风设备，以利排放油烟和卫生间废气。

居室灯光以光线柔和的日光灯为宜，壁灯采用淡绿、淡黄、淡红灯罩，避免强光刺激，给人以舒适的感觉。夏季气温升高，强光照射的白天，应拉上以墨绿色为主色调的窗帘，以免强光直射或辐射至室内，另外，在心理上有种凉爽的感觉。

4. 温度与湿度　城市居室温度的控制，冬天以暖气调节为最佳，供暖时间和温度高低根据要求控制。暖气中以水暖更佳，可避免空气干燥，保持室内一定湿度。没有暖气的居室，则采取电暖气、自制水暖气、燃煤取暖等形式。居室取暖，温度在 16 ~ 20 ℃ 为宜。春秋季节，居室采取自然温度，寒冷地区则依据当地气温适当延长取暖时间。夏季气候炎热，城市居室以空调调节室温最佳。

保持居室温度，可使人体感到舒适畅快，减少疾病发生。空气干燥易引起呼吸道疾病，也使皮肤感到不适。冬季有暖气时，每天用湿拖布擦拭地板或洒水，有条件的可用加湿器调节湿度。有火炉时，在炉灶上放置水壶，使室内有一定水蒸气。夏天常拖地以保持室内有一定的湿度。

二、城市居住环境

城市居住环境是城市居民赖以生存的重要条件之一。它既关系着城市居民衣、食、住、行等方面的生活质量，也影响居民的健康。

1. 保护自然生态环境　一方面，要保护具有文物价值的树木花卉；另一方面，要在城市树立全民性的爱鸟、护鸟意识。城市居民要自觉养成保护野生动物的良好习惯，杜绝吃食受保护的野生动物。要在全球形成"保护野生动物光荣，伤害野生动物可耻"的良好社会风尚。

2. 适宜的居住环境　绿色植物的生命活动，不但吸收了空气中的二氧化碳，释放了氧气，供人类生命之必需，而且吸附空气中游动的尘埃和其他有害物质，净化空气。绿色植物还能固定地面土壤，保护地面湿度，减少尘土飞扬，给人们带来清新的空间环境，这是居民健康和生活必不可少的。

三、乡村居住条件

农村地域辽阔，居住分散。居住条件和城市差别很大。农村还因山区和平原的差别、贫富差别，也造成了居住条件的差异。

1. 山区的居住条件　山区建房，多依山傍水，居住比较分散。选择房址时要考虑山体滑坡、山洪暴发可能造成的危害。以家庭为单位，根据人口的多少，家庭的经济状况，建造 2~3 层高的小楼房或砖木结构的瓦房。房屋的设计要改变"明厅堂，暗卧室"的陋习。厅堂和卧室都要有充足的采光和通风。

山区居室的取暖因地制宜。采用火炕或火墙取暖，经济实惠，干净卫生。烧火门设在屋外房檐下，烟囱高于屋顶，避免烟雾和灰尘飞入居室。彻底改变山区厅堂火炕取暖的原始方式。

山区居室盛暑降温采取自然通风为宜。山区气温明显低于城市，空调降温因电力限制会受到制约。房屋封闭性差，降温成本大。有电的山区用电风扇降温即可满足。

2. 平原的居住条件 平原农村，人口密度大，经济发达，居室逐渐向二层或三层楼房过渡，告别四合院式的土木或砖木瓦房的传统居室。平原农村对建房和街道都有统一规划和布局。南北建房，东西街道，前门口临街和另一排的前门相对。后门外临卫生街，供牲畜出入和运送土家肥。前街宽 4~8 m，后街宽 2~4 m，10~15 家为一排，南北主街道相连前后街，形成布局合理的村落。

四、乡村居住环境

乡村居住的自然环境比城市良好。山清水秀，鸟语花香，沃野广阔，稻谷芬芳，生活其中，返璞归真，心旷神怡，延年益寿。

但是随着经济的发展、人口的增加、耕地的减少，生态环境也受到不同程度的破坏。在农村，开展卫生运动，养成良好的卫生习惯对居住环境也是非常重要的。首先，管好人畜粪便，不能随便堆放。粪便经无害化处理后，随时施于田间地头。其次，改造炉灶，减少炊烟排放和对空气造成的污染。最后，街道院落铺石子或水泥路面，减少尘土的飞扬，对净化农村环境也是很重要的。

五、现代住宅的卫生标准

1. 日照 阳光可以杀灭室内空气中的致病微生物，提高人体免疫力。居室里每天日照 2 h 是维护人体健康和发育的最低需要。

2. 采光 采光是指住宅内能得到的自然光线。窗户的有效采光面积和房间地面面积之比不应小于 1∶15。

3. 室内净高　根据民用建筑设计定额规定，居室净高不得低于 2.8 m。我国大部分地区居室净高为 2.6~2.8 m。实验表明，居室净高低于 2.55 m 时，室内二氧化碳浓度较高，影响室内空气质量。

4. 微小气候　室温冬天不应低于 12 ℃，夏天不应高于 30 ℃；相对湿度不应高于 65%；风速在夏天不应低于 0.15 m/s，冬天不应高于 0.3 m/s。

5. 空气清洁度　空气清洁度指空气清洁的程度。高清洁度是指居室内空气中某些有害气体、代谢物质、飘尘和细菌总数不能超过一定的含量。这些有害气体主要有二氧化碳、二氧化硫、氡气、甲醛、挥发性苯等。

此外，住宅的卫生标准还有照明、隔声、防潮、防止射线等方面的要求。

六、生态住宅参数

生活质量尤其是住宅的生态环保意识，亟待引起人们的足够重视。那么居住环境怎样才算理想呢？此处提供一些数据供参考。

1. 排风　住宅的门窗开启时要有穿堂风，室内 90% 以上的空间应该能够实现自然通风。厨房、卫生间等应设排风装置。

2. 采光　住宅的公共部位要有自然采光，窗地面积比例为 1∶7。

3. 噪声　住宅室内噪声，白天卧室和书房不超过 45 分贝，夜间不超过 35 分贝。

4. 交通　距离小区 400 m 的范围内要有交通设施。

5. 绿化　小区绿地必须全部用植物覆盖，没有裸露的土地。注重保护原有的绿地和植物，特别是大规模乔木和珍稀植物。

6. 节水　住宅小区内的节水率不低于 20%，回用率不低于 10%。生活用水应经过净化处理。

7. 垃圾　小区内可回收垃圾的回收率应该大于或等于 50%，100% 的食物垃圾应该在小区内进行生化处理，残渣可有效利用。

8. 设备　小区住宅必须采用最优化的空调设备系统、清洁燃气能源、高效率燃具，同时要安装峰谷电表。

第三节　睡　眠

睡眠是人体阴阳自我调节的一种表现，也是生命活动的需要。故有"不求仙方觅睡方"的说法。

一、足够睡眠法

足够睡眠法主要是通过调节人体生理睡眠时间，改善睡眠环境。

1. 足时足量睡眠法　排除睡眠过程中的干扰，实现足够睡眠时间和睡眠质量。人体生理需要量较为复杂，多与年龄、体质、职业及病态有关，并有一定差异。例如，青壮年约需睡眠时间 7~8 h，青少年略多于青壮年，中老年略少于青壮年，体质弱者略多于体质强壮者，体力劳动者略多于脑力劳动者，男性略多于女性。正常情况下，超过 10 h 的睡眠者为多眠，少于 6 h 的睡眠者为不足睡眠，多眠与不足睡眠对人体都是有害的。

足够睡眠可以采取自身调节与他人协助来实现，受眠者必须按照自己年龄、体质强弱选定适宜的生理睡眠时间和合适的睡眠环境，包括地理环境、卧室陈设、床被等是否清净和谐、舒服适宜，是否符合恢复机体活力与精力的总体原则。

2. 低质多时睡眠　低质多时睡眠是指针对自身体质因素、环境因素干扰所致的睡眠质量差，长期处于不足睡眠状态而不满足人体生理需要。采取调节生理睡眠时间补足睡眠来实现低质多眠。

低质多眠一般要根据低质程度、低质特点来确定多眠时间。如果低质程度轻、特异性不强者增眠时间也就不宜过多。具体方法可以拟定 10 h 制、12 h 制、14 h 制等。增补的睡眠时间最好要与总体睡眠一起实施，不宜另行分段睡眠。本法适应于睡眠质量低下的人。

二、少时睡眠法

少时睡眠是通过减少或缩短睡眠时间，提高睡眠质量，从而调动人体生理潜能，激发人体活力，同时通过缩短睡眠时间仍然能够满足人体生理睡眠需要，并且能够恢复人体精力。其方法步骤如下：时间缩短方法可以分阶段逐步推进，减少的睡眠时间必须以身体适宜程度为宜，并且以不出现身体不舒服症状和病理损害为前提。同时根据适宜的少眠时间形成固定的模式和习惯。阶段性是将预定缩短的时间分 3 个阶段逐渐递减，开始每日减少 20 ~ 30 min，2 周后递减至 1 h，1 月后递减至 2 ~ 3 h，保持每日平均 5 ~ 6 h 睡眠，并以此水平维持 2 ~ 3 个月，形成固定的睡眠模式。这个方法运用合适既有利于身体保健也有利于时间的充分利用，否则有害机体。

三、多时睡眠法

多时睡眠法是通过延长睡眠时间，来调节和补偿人体生理需要的睡眠时间。由于疾病的关系、身体素质关系，或其他原因致身体虚弱，或睡眠质量差，不能以常规睡眠时间来消除人体疲劳，恢复其精力，从而采取延长睡眠时间来补偿人体需要。

延长睡眠时间要根据体质、年龄、性别、职业、眠差程度拟定延长睡眠的时间，延长数一般不超过 6 h，每日睡眠不超过 12 h，可以采取实验性延长，每天先延长 2 h 睡眠。若精力和体力能够恢复，或疲劳症状消除和减轻时，其延长的时间接近生理睡眠时间，然后只进行小的调整就可以了。如果延长的时间仍不能明显消除疲劳，说明其差距还较大，可再延长 2 h，视改善的状况如何而定，其调整范围直至接近生理时间为止，并且以此为基数形成模式。总之，增加的睡眠时间必须符合人体生理基数原则。本方法适用于久病体虚、长期低质睡眠者，或其他干扰引起的睡眠不足者。嗜睡多眠者禁忌。

四、睡眠式态保健

睡眠式态即睡眠姿势卧态，包括仰卧位、半仰卧位、俯卧位、左右侧卧位等。不同的睡眠式态保护调养的脏器、组织不同，因此，睡眠式态保健必须根据人体组织结构的薄弱环节、生理缺陷及病态组织的特点选择适宜的睡眠式态。

1. 仰卧位　仰卧是人体惯用的睡眠、休息的养生保健方法。其具体方法是人体平躺在硬板床或软床上，头面、躯体面上，四肢伸展平置，双膝双足略为紧靠，脚尖向外略为外旋，双上肢紧贴身体两侧，手心向内。仰卧位有利于人体放松腰肌、腹肌、四肢肌肉，缓解脊柱负重与平衡协调负重肌肉的紧张状态，有利于脊椎及周围韧带、肌肉和组织器官疲劳的消除与精力的恢复。

2. 俯卧位　也是人体常用的睡眠、休息的养生保健方法。其具体方法为躯体前面，腹部向下平卧，四肢平直伸展，足踝背伸，脚尖朝下或内外向。双上肢紧贴躯体两侧，手心向内，头面可左右侧向。此法对胸腹后壁脏器组织有缓解压迫的作用，能减轻负荷，促进病损脏器组织恢复，有利于四肢屈肌松弛。

3. 左侧卧位　也是人体常用的睡眠、休息的养生保健方法。其具体方法是躯体侧向左侧卧位，四肢略为屈曲，或半屈曲，头面侧向左侧方向，右下肢置于左下肢之上。本方法有利于右肺、肝脏免受其他组织压迫，促进右肺、肝病损组织的恢复。

4. 右侧卧位　也是人体常用的养生保健方法。其具体方法是躯体侧向右侧卧位，四肢略为屈曲，或半屈曲位，双上肢略为前置，左下肢置于右下肢之上。本方法具有减轻和避免其他脏器组织对心脏的压迫，从而保护心脏，促进病损组织的恢复，消除左下肢肌肉疲劳。

仰卧位适宜于健康人、肥胖人、肺部及支气管患病者，脊柱病变者。心脏病患者适宜于右侧卧位，肝病患者适宜于左侧卧位。胰腺病、肾病患者适宜于俯卧位。

五、助眠保健法

助眠保健法是通过传统方式的类似于现代的物理、化学、生理和心理方法，调整、协调睡眠不佳者，或帮失眠者解除痛苦，或帮助入眠，或帮助维持安稳睡眠。助眠保健法不同于现代心理学、音乐疗法等，只是传统的计数助眠法、呼吸助眠法、谣曲助眠法、按摩助眠法、意念转移助眠法和静眠保健法等。

1. **计数助眠法**　计数助眠法是采用计数数字，转移思绪，静化心神，从而帮助和促进睡眠。本方法是睡眠前仰卧于床上，先调整呼吸频率，使其呼吸快慢适度（平和）。然后默默地数数，由 1 开始，到 100 为止，数数应连续进行，不能中断，中断再重新开始，数到 100 后再倒回去重新开始，数数时必须消除杂念。并且先快后慢，一直数到入睡时为止。适宜于失眠、入睡困难、睡眠不佳或睡眠不安稳者，以及环境、精神、心理或情绪影响导致的一贯性失眠者。沉睡多眠者忌用。

2. **呼吸助眠法**　呼吸助眠法是通过人体自身呼吸深浅、快慢节奏，调节呼吸频率、通气量，以提高人体血氧饱和度，从而达到益心养脑安神助眠的作用。其方法为平卧或侧卧于床上，放松全身躯体肌肉。进行深呼吸，先快后慢，先深后浅，逐渐达到舒、缓、静的呼吸状况。每一式 20 ~ 30 min，如果尚未能够入睡时可再做一式。适宜于各种原因引起的失眠和睡眠不佳。严重心肺病患者禁忌。

3. **谣曲助眠法**　谣曲助眠法是通过传统歌曲或随唱小调怡情、怡神，舒缓和静化人体大脑皮层中枢及传导系统的兴奋，增强人体大脑皮层中枢及传导系统的抑制，从而达到助眠的作用。其具体方法为平卧或侧卧在床上，卧室内或卧室外有一位能够歌唱的人，选择柔和喜庆的歌词，以随唱小调的形式哼唱或自弹曲子自己唱，声音先大后小，先近后远，直到入睡后停止。适宜于精神郁郁、情绪激动、紧张或心情不好所致的失眠、睡眠不佳的患者。

4. **按摩助眠法**　按摩助眠法是通过他人按摩躯体，松弛与舒展人体肌肉、皮肤组织，调整与缓冲人体紧张状态，调节人体神经系统兴奋张力，从而增强睡眠欲，促进睡眠。其具体方法如下。

（1）按头法：采取平卧位，以自身双手中指或四指按摩。先从头顶部开始，沿头部两侧、面部、眼睑、鼻梁、鼻翼、面颊、下颌、颈部逐一按摩平抹 10 ~ 15 遍，然后在巅顶、印堂、攒竹等穴处按压 30 s，每日睡前进行 1 次。

（2）按胸法：采用仰卧位，双手掌及手指平伸或微屈，先从喉结处开始，沿正中线向下，向两侧胸部、胁间延伸，并逐一进行环形平抹按揉，然后在天突穴、日月穴点压 30 s，每日睡前进行 1 次。

（3）按腹法：采用仰卧位，双手掌及四指指腹平伸，先从剑突下始，沿正中线向下，向腹部两侧、小腹及耻骨联合处延伸，并逐一做环形平抹按抚，并在中脘、膻中、气海等穴处点压 30 s，每日睡前进行 1 次。

（4）下肢按摩法：取半卧位，双下肢平伸置于床上，双手四指并拢微屈，拇指外展微屈，左手捺左下肢，右手捺右下肢，拇指置于内侧，四指置于外侧，拇指与四指紧密配合，先从大腿根部腹股沟处开始，沿大腿、小腿前面向下两侧进行环形平捋按揉，轻轻叩打，然后在三阴交、足三里等穴处点压 30 s，每日睡前进行 1 次。

（5）上肢按摩法：取坐位，先左后右，手指微屈，以手指捺住上臂，先从上臂上端开始，沿上臂、前臂前侧向下、向两侧逐一进行环形平捋按捺，轻轻叩打，然后抖动部分肌肉，每日睡前进行 1 次。适宜于精神紧张、情绪低沉、长期疲劳的失眠者。

5. 意念转移助眠法　意念转移助眠法是通过导引、淡化、强迫意念的方式调整思维内容、方式、特点，从而转变其固定的不自主僵化意念，消除心神刺激，增强心神安眠意念，从而达到助眠作用。本方法包括调换意念转移助眠法、淡化意念转移助眠、强迫意念转移助眠法。

（1）调换意念转移助眠法：取平卧位，双目合闭，四指平伸舒展，准备入眠式，然后借助他人帮助进行助眠。其主要形式是听取他人的奇特、精彩、玄妙的亲身经历，或编导的故事。以浓厚的情趣和刺激占领个人的思维领地，取代原有的紧张、固定的意念，调换成新的、有趣的意念，再由新意念替代原有的固执的旧意念以静化意念，从而达到助眠目的。不过要注意演讲人演讲时必须带有渲染色彩，情节要有吸引力和刺激的特点。演讲过程中的声音先大后小，先快后慢，渐渐停止。

（2）淡化意念转移助眠法：取平卧位，双目合闭，准备入睡式。借助朋友或他人，床前叙旧闲谈，畅述其生活经历、工作经验、人际关系，或进行能够诱导和淡化原有的意念的会谈，从而使其原有的固定的意念冲淡，达到心神静化，神安眠宁。

（3）强迫意念转移助眠法：取平卧位，双目合闭，准备入睡式，有自制能力者可自行强迫，自制力差者，可授权于有权威的人士实施。总之强迫命令必须是受眠者能够接受命令而执行，命令的内容必须有针对性和权威性。在执行过程中一定要严肃认真，甚至多次重复命令内容，直到完全接受而产生效应后再慢慢撤销其强迫意念和命令，然后使其逐渐入睡。适应于癔症，精神性或心神障碍性失眠者。

六、静眠保健法

静眠保健法是通过排除环境干扰、清楚心神兴奋意念、静化睡眠过程，提高睡眠质量的养生方法。

1. 排除干扰　排除干扰一定要彻底，包括嘈杂音，如电机、收音机、人声等。还有不和谐的颜色、摆设、布局、不舒服的床上用品都要去除。总之，室内摆设、墙壁、床被、灯光都应设计得和谐、舒适、清香淡雅。

2. 静化睡眠过程　如果是看过打架、车祸、凶险镜头，思虑过难题，回忆过不和谐的人际关系引起失眠，或睡眠不佳者，首先应静化睡眠过程。具体方法是自行设计一个圆满欢快结局的故事或场面，反复在大脑里重现其情节并不断强化此信息，直到大脑完全被设计的故事占据为止，使其在欢乐、快慰中很快消除所有信息、信念，静化整个心神世界。适宜于不易入眠者，或因梦、噩梦而睡眠不佳者。

第四节　活　动

一、睡前健身操

（1）可以美化腿部曲线，增加肠胃蠕动，改善便秘，消除肋骨、背部与腰部赘肉。方法：平躺在床上，双脚打直；右脚弯曲往左跨，右脚跟置于左大腿内侧旁；左手抱住右膝盖往下压（尽量将左肩与右膝贴近床面）；头部往右边看，5 s 后换左边。

（2）可消除小腹上的赘肉，如果您平时脚容易抽筋，这个动作也很有帮助。方法：身体躺平，双手在头后互握，双脚伸直并拢；脚背用力伸直，慢慢将双腿抬高，能抬多高就抬多高；将双脚脚底向内勾以伸展腿筋，5 s 后慢慢放下。

（3）有排气的功能，帮助消除宿便与排泄，将头抬起能伸展颈部的曲线。方法：平躺在床上，膝盖弯曲，双手抱膝盖，让大腿贴近腹部，头部抬起；让身体好像一颗球一样在床上滚动。

（4）有助于腋下和鼠蹊部的伸展，能促进血液循环，改善臀部的曲线。方法：平躺在床上，双腿伸直，双手往头上方伸展；双脚曲起，臀部往上抬高，数 5 s 后放下。

二、四步养心操

通过肢体运动配合呼吸运动，能改善心肌细胞供血供氧状况，从而增加心肌营养，提高心脏功能；还能增加组织细胞的氧利用率，降低血液胆固醇含量。明显改善胸闷、心慌、气短、乏力等症状，防治冠心病、肺心病、心脏神经官能症，效果良好。

1. 第一节　双脚开立，双臂自然下垂，掌心相向。吸气，双臂外旋向前伸，双掌向上，缓缓抬起脚后跟。呼气，双脚并拢，放下脚后跟，缓缓下蹲，双臂内旋，双掌下翻，轻轻握拳，拳心向下，拳眼相对。再吸气，双腿缓缓伸直，抬起脚后跟，双臂外旋平举，松拳变掌，向上托，目视左手中指尖。呼气，放下脚后跟，下蹲，双臂内旋，双掌下翻，轻握拳。

2. 第二节　吸气，双臂外旋前平举，松拳变掌，掌心向上，重心向右后方移至右腿，右腿微屈，左脚向前上一步，脚尖翘起成虚步，同时双臂内旋屈肘，掌心相对，收于肩前。呼气，重心向左前移至左腿上，左腿微屈，右腿上提，脚至膝盖处，脚尖自然下垂，同时双臂外旋前伸，掌心向上。再吸气，右脚向右后方回收一步，右腿微屈，重心移至右腿，左脚尖翘成虚步，同时，双臂向两侧前上方伸展，翻腕，掌心向上，目视左手中指尖。呼气，重心前移成左弓步，同时双臂内旋微屈肘，翻腕，向前下方按掌，双手至左膝盖处握拳，拳眼相对。左右腿交替重复上述动作。

3. 第三节　吸气，左脚左移一步，双臂内旋前平举，松拳变掌，掌心向下。呼气，半蹲成马步，双臂内旋屈肘，肘尖相靠，双手变为勾手，点在肩窝处。吸气，双肘外展，双臂外旋，双手旋腕变掌从耳侧上托，同时双腿缓缓开立。呼气，左腿向右并拢，双脚开立，双臂由体侧下按，恢复原位。换右脚按上法再做一遍。

4. 第四节　双脚开立，双手松握拳于腰际，拳心向上。吸气，左脚向左移一大步，双脚开立。双臂侧平举，旋腕翻掌上托，目视左手中指尖。呼气，下蹲成马步，双臂屈肘，双掌托于肩前，以腕为轴向前摇摆数次，屈指从腋下向背后行掌。吸气，双臂外旋向两侧划弧前平举，双肘微屈，掌心向外，以腕为轴双肘水平摇摆数次。呼气，重心右移，双肘内旋微屈肘，抱拳于腰际。换右腿再做一遍。

三、健身操养生保健

居家健身操是人们常用的简便易行的活动养生保健法。是利用自身骨骼、肌肉为杠杆，以经络、穴道为通道，以气机为枢纽，以气血津液为物质基础。通过人体各部分和周身的活动来促进全身循环、新陈代谢，调节改善人体组织的营养状况，从而消除疲劳，恢复精力。

1. 颈部活动　颈部活动主要是前屈、后伸、侧曲、旋转、摇摆等。活动时要缓慢轻柔。

（1）前屈后伸活动：取体操姿势，上身保持正直，头部略为前伸，双眼平视。颈部由中立位开始慢慢向前、向下屈曲，直到下颌贴近胸骨为度。然后下颌由胸骨处向上抬，颈部由前屈向上、向后伸展，后伸时尽量达到最大功能位。一屈一伸为一个活动式，重复 20～30 次。

（2）左右侧屈活动：取体操姿势，或坐位，胸腹略为前伸，颈部由中立位向左侧屈曲，屈曲活动度一般为 30°～50°，达到侧曲活动限度后返回中立位，再由中立位向右侧屈曲，活动度同左，左右交替进行，一左一右为一个活动式，重复20~30次。

（3）旋转活动：取坐位，躯体保持正直中立位，头颈由前正中位先向左侧后旋转，旋转活动度为60°~80°，不宜过大，当旋转活动达到最大限度时返回中立位，然后依此方法向右侧后旋转，旋转度与左侧相同。左右交替进行，一左一右为一个活动式，重复20~30次。

（4）摇摆活动：取坐位，头颈先左后右，先慢后快，左右交替进行侧向摇摆活动，一左一右为一个活动式，重复20~30次。

2. **腰背活动** 腰背活动主要有前弯、后伸、左右侧弯、旋转、背跃、腹屈等。

（1）前弯活动：取正立姿势，两足平齐略为分开，脚尖稍为内扣，双上肢自然下垂，双胯略为后倾，腰部由中立位向前、向下弯曲，弯曲活动度大于90°，以双手指或双手指交叉掌心向下着地为宜，当屈曲活动达最大限度时后返回中立位，再由中立位开始第二个活动式，一般可重复20~30次。

（2）后伸活动：取体操姿势，保持中立位，双手叉腰或后胯处，由中立位向后伸展30°~40°，达到最大限度后返回中立位，一伸一展为一个活动式，重复20~30次。

（3）左右侧弯活动：取正立姿势，两脚平直不宜弯曲，双脚呈丁字步，腰部由中立位向左侧下方屈曲活动30°~45°，达到最大限度后返回中立位，然后依此方法向右侧下方屈曲活动，活动度同左侧一样。左右交替活动，重复20~30次。

（4）旋转活动：取体操姿势或立正姿势，两足平齐略为分开，下肢和双胯保持中立位，双上肢自然下垂并随旋转可摆动，先由中立位向左侧后旋转30°~45°，达到最大限度后返回中立位，再依此法向右侧后旋转，旋转活动度同左，左右旋转活动可交替进行，一左一右为一个活动式，重复20~30次。

（5）背跃活动：取俯卧位，双下肢齐平伸，双上肢伸直紧贴躯体两侧，手掌心向内，头颈略为后仰，腰背向上、向后伸展，双胯及下肢保持不动，腰背起跃一般大于30°，一跃一落为一个活动式，重复20~30次。

（6）腹屈活动：取仰卧位，双下肢屈曲，双手抱膝，头颈向上、向前卷起屈曲，背部也随之向上、向前卷起屈曲，胸腹内收，下颌紧贴膝部并向上起跃滚动一次，滚动后返回为平卧，双手、双下肢也回到原位休息1~2 min，再开始第二个活动式，每次可行10~15个活动式。

3. **肩部活动** 肩部活动主要有上举、前摆、后伸、外展、内收、内外旋、内外环绕、耸肩等活动。

（1）上举活动：取体操姿势或立正位，前臂自然下垂，五指并拢，掌心向后，上肢（先左后右）由中立位向前、向上抬举，慢慢向上延伸展举，并且达到170°~180°，达到最大限度后再向前向下回降，返回至中立位，左右交替进行，重复20~30次。

（2）前摆、后伸活动：取立正姿势或体操姿势，上肢自然下垂，五指并拢，掌心向后，肩关节与手臂起动后向前向后摆动，摆动幅度由小到大，并靠自然惯性和逐渐加力摆动，摆动后伸30°~45°时屈肘关节然后折屈背伸，并继续向对侧肩胛伸展，当达到最大限度时慢慢回落下降回伸肘关节至中立位，左右相同，交替进行，一左一右为一个活动式，重复20~30次。

（3）外展活动：取体操姿势或立正姿势，手臂伸直，五指并拢，掌心向下，上臂平举向外向后伸展，伸展幅度可在135°~145°，伸展到最大限度后回收下降，并回落至中立位。左右外展活动方法相同，左右可以交替进行，重复20~30次。

（4）内收活动：取体操姿势，手臂自然下垂，五指并拢，掌心向下，上臂平举向上抬举内收，在上臂内收大于45°时使肘关节折屈前臂继续内收上举，并向对侧肩部伸举，当上举内收达到最大限度或腕横纹达到肩峰后回落下降，返回至中立位，左右内收活动方法相同，可相互交替活动，重复20~30次。

（5）内外旋转活动：取体操姿势，手臂自然下垂，手臂由中立位向内、向后旋转90°~135°，在内旋达到最大限度后返回中立位，再向外向后旋转活动 90°~135°，外旋达到最大限度时返回中立位，又开始第二个活动式，左右旋转方法相同，可相互交替活动，重复 20~30 次。

（6）内外环绕活动：取体操姿势，上肢自然下垂，五指并拢，掌心向内，手臂由中立位向前、向上环举，环举到一定高度后向下环绕落至中立位，左右交替进行，重复 20~30 次。

（7）耸肩活动：取立正姿势，双臂下垂，双手伸直贴身，两腿靠拢，一侧肩部先耸起、抬高、抖动，然后放松降落，一耸一松为一个活动式，左右可交替进行，也可两侧同时进行，重复 20~30 次。

4. 肘部活动　肘部活动主要有屈曲、伸展、内外旋转等活动。

（1）屈曲、伸展活动：取立正姿势，手臂自然下垂，五指并拢，掌心向上，前臂由中立位向前、向上，屈曲肘关节，屈曲范围在 120°~135°，当肘关节屈曲活动达到最大限度时，由屈曲位向下、向后伸展活动，伸展到 180°时完成第一个活动式，然后依上述方法进行第二活动式。左右相同，重复 20~30 次。

（2）内外旋转活动：肘部内外旋转活动方法与肩部内外旋转活动方法相同。请参照肩部内外旋转方法步骤进行。

5. 腕部活动　腕部运动主要是屈曲、伸展、侧屈、环绕、旋转等活动。

（1）屈曲、伸展活动：取坐位或立正姿势，上臂自然下垂，肘部屈 90°，前臂平伸略为内旋，五指并拢，掌心向下，手腕由中立位向下屈曲 80°~90°，至最大限度时返回中立位，然后向背部伸展 30°~60°，一屈一曲为一个活动式，重复 20~30 次。

（2）尺桡侧方屈曲活动：取腕部屈曲伸展活动姿势和准备式，用自己一只手将另一只手腕部近端或前臂远端握紧固定起来，活动侧手腕由中点向桡侧方向屈曲 20°~30°，至最大限度后返回中立位，再向尺侧屈曲，一桡一尺为一个活动式，重复 20~30 次。

（3）内旋外旋环绕活动：取腕关节伸直位，将尺桡骨远端用另一只手固定起来，腕部由中立位开始沿桡侧向尺侧方向进行环绕旋转活动，每绕一圈为一个活动式，每次可做 20~30 个活动式。然后再沿尺侧向桡侧方向进行环绕旋转活动，重复 20～30 次。

6. 髋部活动　髋部活动主要是屈曲、后伸、外展、内收、内外旋转等活动。

（1）屈曲活动：取仰卧位或立正姿势，仰卧位者由伸直位开始向上屈膝、屈髋，双手抱膝上提然后加大屈曲度，当双大腿紧贴腹部后将双下肢伸直，接着进行第二个活动式。若采用立正姿势做屈曲活动时，取体操姿势，身体先保持正直，躯体略为前倾，膝关节向前屈曲，然后屈髋向下、向后蹲，屈曲范围尽可能加大，当下蹲达到最大限度后再向上伸展回到中立位，再开始第二个活动式，重复 20～30 次。

（2）后伸活动：取俯卧位，躯体平卧，下肢伸直，可先一侧下肢向后伸展 30°～40°，伸展到最大限度时返回原位，然后开始第二个活动式，重复 20～30 次。完成一侧后伸活动再行另一侧后伸活动。

（3）外展内收活动：取立正姿势，躯体保持正直，下肢伸直，重心移至一侧下肢，另一侧下肢抬起向外分开伸展 40°～60°，至最大限度后回收至中立位，再依上法开始第二个活动式，重复 20～30 次。左右可单独进行，也可交替进行。

（4）内外旋转活动：取盘坐位，双足踝部交叉，屈膝收小腿呈盘坐状，双手扶住双膝向外推挤双髋关节向外旋转并达到 45°左右，达到最大限度后双足分开，双膝内转，双髋关节向内旋转，旋转范围 40°左右，一内一外交替进行，重复 20～30 次。

7. 膝关节活动　膝关节活动主要是屈伸活动，取体操姿势，身体保持正直，双下肢略为分开，双膝前屈下蹲，屈曲范围一般在 125°～135°，当下蹲屈曲达到最大限度后起身将膝关节伸展，一蹲一起、一屈一伸为一个活动式，重复 20～30 次。

8. 踝关节活动　踝部活动主要是屈曲、伸展和环摇活动。

（1）背部屈曲伸展活动：取半卧位姿势，双下肢平直伸展，双踝置于中点位，踝部放松，足背向上、向背侧屈曲 30°～45°，达到最大限度后反向伸展，一屈一伸为一个活动式，重复 20～30 次。左右可同时进行，也可单侧进行。

（2）侧方屈曲活动：取坐位，屈髋屈膝，双下肢垂直，双足平置略为分开，踝关节向内侧折曲，足跟及足趾向内侧抬起倾斜，小腿（胫腓）向外倾斜，踝部屈曲范围15°～25°，当内侧屈曲达到最大限度后伸直转向外侧屈曲，屈曲方向与其内侧屈曲相反，屈曲范围15°～25°，一内一外为一个活动式，重复20～30次。

（3）环摇活动：取站立位，一侧下肢持重保持平衡，另一侧下肢松弛，足尖着地、足跟悬空，采用大腿带动小腿与踝关节，踝关节先由内向外做环形摇绕，环摇运动可由小到大循环进行，一般20～30次。当内旋环摇完成后进行外旋环摇，方向与内旋环摇相反。

9. 头部保健操

（1）头顶部保健操：取坐立位，头部略为后仰，自己双手中指指腹先在印堂穴按压几次，再用双手拇指尖支撑固定在太阳穴并配合中指推拿而沿耳前移动，中指沿印堂、百会、巅顶、枕后做环形按揉推拿，当按揉至枕后时依此方法沿原路线返回到印堂，一来一去为一个运动式，重复20～30次。

（2）头面部保健操：取坐位，双手五指并拢，双侧同时进行，手指指腹先由前额部开始沿眉迹向后至发际，又由发迹向前到眼下，再由眼下面部向外及耳部、面颊、上颌、下颌等处，循环数遍，再依此路线用四指指腹做环形按揉10～15遍。

（3）眼部保健操：取坐位。

①眼眶保健操：双手中指指腹由眼内眦沿眼上眶向外侧，又由外侧下移至下眼眶然后至内眦，依此路线循环按摩20～30次。

②眼睑保健操：由上眼睑内侧开始，沿上眼睑向外至外眼角，又由外眼角下移沿下眼睑向内至内眼角，先沿此路线用双手中指指腹平抹平擦数遍，然后用指腹做环形按擦数遍。

③眉弓及穴位保健操：双手中指指腹由内侧眉弓开始沿眉弓向外，再由外侧眉弓向内侧进行平抹平擦数遍，平抹完毕后，依此路线做循环形按摩数遍。按擦完毕后可在攒竹、睛明、眉冲、曲差、承光、通天等穴位点按3～5次。

④眼球点压保健操：双眼平视，双手五指微屈呈抓球状，沿眼眶内侧按压在眼球四周并向眼眶内推挤点压，一推一按，一松一回，双眼同时进行，一般以点按 10 ~ 15 次为宜。

（4）耳部保健操

①耳门周围保健操：取坐位，双手四指指腹先在耳前上下颌关节处平抹平擦数遍，然后用食指指腹沿耳门外向耳门区、耳门内做环形平擦点压，一般平擦点压数遍。

②耳后按摩：两手拇指在耳后，食指在耳前，自前后上缘向下做环形按摩 20 ~ 30 次。

③耳根按摩：先将两手中指伸入左右耳孔内，然后以两手拇指从耳后凹陷处向下沿耳根（风）往前至耳门（听宫）按摩，一般按摩 20 ~ 30 次。

④耳周按摩：双手掌同时从下颌向上抹，拇指从耳前向上转圈按擦到耳后曲鬓（角孙、率角、乳突骨），其余四指往风池按擦至耳部，然后转向耳前，一个环形按擦为一个循环式，重复 20 ~ 30 次。

（5）鼻喉牙齿保健操

①鼻梁人中按摩：用左手握住右手腕，右手拇指、食指、中指自印堂穴沿鼻梁至鼻唇沟迎香穴处做环形按摩，然后返回沿鼻梁向上按擦至印堂，一上一下为一个运动式，重复 20 ~ 30 次。

②口及牙床保健按摩：双手食指指腹在人中会合并点压 30 s 后，分别沿上唇向外口角处行环形按揉，再沿口角处向下沿下唇向内行环形按摩，直至承泉穴后又沿原路线依上法返回人中穴，此为一个循环式，一般重复 20 ~ 30 次。

③牙床按摩：双手食指指腹从上颌关节处开始沿上牙床根部逐一行环形按摩，以至双手指交接后沿原线路依上法返回上颌关节处，又经上颌关节处向下沿下颌关节、下颌骨、下牙床根部逐一行环形按摩，至交接处后沿原路线原方法开始第二个循环式，重复 20 ~ 30 次。

④喉结喉管保健按摩：右手四指并拢，用虎口叉住喉结，拇指与四指按于喉管，先向左然后向右，左右交替进行横向摩擦式按揉，由上段逐步向下至胸骨缘时再依上法由下向上返回至喉结处，一下

一上为一个循环式，重复 20 ~ 30 次。

（6）心血管保健操：取立正位，双肩与双足同宽，双臂自然下垂，双手握拳，拳心向内，拇指在里，拳稍离开身体（约为 10 cm），握时要用力握紧，松时手指要用力伸直，一握一松为一个活动式，频率与心跳同步（一般 72 次/min），在下垂位活动 20 ~ 30 个活动式。再将双臂慢慢上提至齐胸，向前平伸，回收握拳，拳心相对，一紧握一松缓、一伸一收为一个活动式，一般可行 20 ~ 30 个活动式。最后双臂慢慢左右长伸，拳心向下，两拳转向前方，成弧形下放还原于身体两侧，又从两侧上升平伸转向前方进行第二个活动式，一般可行 20 ~ 30 个活动式。

（7）胃肠操：取立正位，闭口，舌抵上腭，两手十指交叉，在胃和小腹部开始沿顺时针环形转圈按揉，由小到大，由腹部至胸部为一个活动式，重复 20 ~ 30 次。胃下垂者可做逆时针按揉。

（8）躯体四肢拍打活动：取体操姿势，双手四指并拢，呈半握拳状，手臂下垂放松，右手叩打左半身，左手叩打右半身，左右交替进行，由上向下，由里向外，逐一拍打，包括四肢、背部、臀部等，双手能拍打到的部位都可进行拍打。

四、缓慢步行活动

即慢慢行走，也称为缓慢散步，它是一种简便易行且实用性很强的保健方法。"饭后百步走，能活九十九"充分显示它的益处和人们的重视程度。晨间散步可以呼吸大自然中的新鲜空气，同时也有利于机体新陈代谢和吐故纳新。饭后慢步可以促进胃肠蠕动，帮助消化吸收。晚间月下慢步可以赏月观星，消愁畅怀，悦怡情志。

散步路程多少、时间长短要根据各自身体情况而定，有些人百步显得很多，而另一些人百步却显得很少，一般没有患病的人，散步时间应尽量在 1 h 左右，路程在 1 ~ 2 km。

散步时宜穿软底布鞋，身体略为前倾，双上肢自然下垂，并随着行走进行摆动，或双手交叉放背后，含胸拔背，腹部略为内收，双膝稍微弯曲，整个身体放松，步履不宜过快，宜缓慢、轻松、随意，每日宜行一次，3~6个月可初见成效，3~5年成效显著。

五、倒退行走活动

倒退行走，也称为反向走步，是一种不太常用，但实用性很强、保健效果良好的方法，尤其是对有些脊柱、内脏器官、神经功能紊乱的患者有平衡调节的作用。具体方法：保持身体正直，略为后倾，头颈正直，双目平视，双手交叉放背后，双膝略为弯曲，双下肢稍微分开，双足平行，足拇指略为内收，呈"八"字形（顺"八"字）。倒退行走时，双足不离地面，左脚先内收向右后平移，然后由右后分开向左后平移，前半步与后半步形成一个反向"C"形半圆，右脚先内收向左后平移，然后由左后分开向右后平移，前半步与后半步形成一个"C"形半圆，双步形构成一个"x"形步态。倒退行走时必须在地势宽敞、地面平整、无障碍物处，步履不宜过快，一定要缓慢平稳。每日宜行一次，3~6个可初见成效，1~2年成效显著。偏瘫、共济失调或双下肢严重障碍者禁止使用。

第五节　旅　游

旅游是人们休闲度假的一种方式，既能丰富人们的知识，又可陶冶人们的情操。轻松愉快地旅游，可以消除人们紧张忙碌的工作导致的疲劳。因此，世界性的旅游热逐渐增温，合理的旅游生活有益于养生。

旅游形式多种多样。有全球性的远程漫游，也有短距离的跋山涉水。旅游目的也不尽相同，远程漫游是观赏世界闻名的人文史迹，如埃及金字塔、巴黎的凯旋门、中国的万里长城和秦始皇兵马俑等，人们看后会惊叹于先辈们的智慧。游览名山胜水，如奇险的华山、俊秀的黄山、雄伟的泰山，人们会饱览大自然的神奇之作。游览名刹寺院，面对精美的雕塑在那香烟缭绕肃穆的气氛中，会使人肃然起敬，顶礼膜拜，心中杂念顿消，无疑有益于养生。故乡遇旧友，长谈知心话，倾吐心中忧闷之情，描绘故乡未来前景，心情舒畅，有益于养生。

旅游交通工具多种多样。乘坐大型民航客机，遨游于天空云海中，漂洋过海，俯瞰锦绣河山。神话小说《西游记》中众多神仙的生活也不过如此，天上一天，地上一年，心境会是多么舒畅，怎么能不宜养生？乘坐轮船，漂游于大海，一望无边，水天相接，鹰击长空，鱼翔浅底，万里碧空竞自由，心境安详，天人合一，自然有益于养生。乘坐火车、汽车，饱览平原沃野、田园风光，欣赏大好壮丽山河，虽旅途疲劳，但心情舒畅，亦有益于养生。穿林登山，攀藤跨涧，呼吸着芬芳清新的空气，欣赏天工造作的自然美景，步涉其间，似神似仙。亲朋好友留几张珍贵的纪念照，脑海中留下永生难忘的回忆，增长了知识，陶冶了情操，有益于养生。

第六节　社　交

交际蕴含着丰富的知识、学问和艺术技巧，越来越受到社会各界人士的重视和青睐，也关系着人们的身心愉悦和健康。人作为社会的一员离不开社会，由于种族和社会制度的不同，以及风俗习惯的差异，人际关系显得多样化，交际养生内容也就丰富多彩。

一、交际对象对养生的影响

"酒逢知己千杯少，话不投机半句多"，实际是指交际对象对一个人心情的影响。人们在社会交际中经常会遇到形形色色的人，有些人一见如故，极其投缘，相见恨晚。"相逢何必曾相识"。谈笑风生，自然产生愉悦心情，有益于养生。有些人一见如"仇"，顿生恶感，精神会受到极大刺激，无益于养生。在当今商品社会里，竞争激烈，所遇的交际对象可能是合作的伙伴，共同努力，志同道合，有利于事业的发展，自然心情愉快。但交际的对象也可能是竞争对手，针锋相对，寸步不让，肝火顿生，气上心头，食不甘味，夜不能寝，自然损害身体，不利于养生。但是，竞争又是生意场中的正常现象，只要正确对待，也就能心平气和，心安理得。

二、交际方式对养生的影响

交际方式多种多样。风俗习惯、年龄层次、文化水平、性格、性别、志趣爱好种种因素可以造成丰富多彩的交际形式。有些少数民族青年男女谈情说爱采取对歌的方式，表达思念爱慕之情，有的对诗显露各自横溢的才华。不同年龄层次有不同的爱好和不同的交际方式，孩童时期玩游戏，过家家，在愉快的环境中成长，老年人举棋对弈或相伴漫游，愉快地度过晚年，老太太聚在一起拉家常、抱孙子逗乐也是天伦之乐。有一定文化水平的人，聚在一块谈论天下大事，讨论事业的发展，评论小说、诗歌，对酒当歌，既陶冶情操，又有益于健康。

第七节　衣　冠

衣冠穿戴对养生有重要影响。首先遮蔽人体，不受外环境的直接损害。衣以温肤，食以充腹，肤温腹饱，精神明盛。冬季要求保温，夏季要求凉爽，因季节的不同，要求经常更换衣冠穿戴。另外，衣冠穿戴也影响自己的心理感情等。

衣冠穿戴因国情、民俗、传统习惯、宗教信仰、贫富差别、男女性别等种种因素，也产生了极大的差别。正因为这些差别，才形成了丰富多彩的缤纷世界，给人以美的享受。穿戴的多样化，使人爽心悦目，自然有养生的作用。

衣冠穿戴既要考虑对养生的影响，也要尊重民族习惯、宗教信仰。总的来说，衣冠穿戴要得体、宽松，不要对重要脏器形成压迫或影响局部血液循环，这是首先要考虑的。其次，选择自己喜欢的样式和颜色，根据自己的性格、身高、胖瘦及经济状况选择适合自己的衣冠穿戴。自己喜欢，穿着精神，别人看着潇洒俏丽，自己的心情自然愉快，有益于养生。

第八节　赏　花

爱美之心，人皆有之。当人们见到五彩缤纷而芳香宜人的鲜花时，自然会停下脚步，细细观赏一番。我国人民自古以来就有赏花的习俗，并把赏花与养生结合起来看待。

一、花卉的四大效用

一曰花可开颜。花态美艳绝伦，当您劳累烦闷之际，或漫步公园花丛，或一瞥案几盆景，看到如鸟似蝶、如钟似管、如杯似盏、形态各异、五彩缤纷的花朵，往往会精神一振，烦恼顿消。

二曰花能解语。花香馥郁，花亦如人，观之闻之似能解人苦乐。淡香仿佛在轻轻地诉说，浓香犹如在欢愉地歌唱，芳香恰似在唤起美好的回忆，幽香好像在安抚烦乱的思绪，千姿百态，犹如在和人们进行情感交流。

三曰花可治病。凡花多入药，如杏花美容、荷花消暑、菊花疏风、桂花止咳、丁香花理气、豆蔻花和中、茉莉花爽神、水仙花除热、金银花解毒、牡丹花活血、杜鹃花平喘、木兰花通窍、蜡梅花生津、合欢花舒郁等。

四曰花能健身。花还能食用或他用，诸如传统茉莉花茶、玫瑰花露、菊花晶、桂花酒等，以及以花为佐料所做的食疗药膳，从花色中研制的色素作为食品添加剂等。预防保健用的各种药袋、药枕、香囊、药物衣饰等都与花结下了不解之缘。

二、室内养花抗污染

龟背竹：夜间有很强的吸收二氧化碳的特点，比其他花卉高6倍以上。

美人蕉：对二氧化硫有很强的吸收性能。

石榴：室内摆一两盆石榴，能降低空气中的铅含量。

海桐：能吸收化学烟雾，还能防尘隔音。

石竹：有吸收二氧化硫和氯化物的本领，凡有类似气体的地方，均可以种植石竹。

月季、蔷薇：这两种花卉较多地吸收硫化氢、氟化氢、苯酚、乙醚等有害气体，从而可减少这些气体的污染。

雏菊、万年青：这两种植物可有效地除去三氟乙烯的污染。

菊花、铁树：这两种花卉都有吸苯的本领，可以减少苯的污染。

吊兰、芦荟：这两种花卉可消除甲醛的污染，使空气净化。

第四章　运动养生保健法

运动养生保健是人类传统养生保健文化的重要组成部分，迄今仍然有较高的实用性，为人类的健康保健事业发挥着重要作用。

第一节　有氧代谢运动

一、科学的运动方式

有氧代谢运动是指以增强人体吸入、输送并使用氧气为目的的耐久性运动。在有氧运动中，人体运动需要能量，而人体的能量来源于体内营养物质的化学反应，这些化学反应分解释放能量需要氧气，所需氧气又能通过从外界及时吸入来满足需要，需要的氧气与吸入的氧气呈动态平衡，这时体内的一系列相关反应叫作有氧代谢。

有氧代谢运动的特点是强度低、有节奏、不中断和持续时间较长。一般来讲，它对技巧要求不高，加之常带有娱乐性质，因而方便易行，容易坚持。有氧代谢运动的常见种类包括步行、跑步、骑车、游泳、跳健身舞、做健身操、扭秧歌及一些中低运动强度但能持续时间较长的运动项目。

无论什么年龄和性别，这对促进身体健康、增强体质、治疗慢性疾病都具有重要作用。相对而言就有无氧运动，就是运动时人体需要的氧气不能满足需要，在运动后得到补偿，一些短时间大强度的运动就是无氧运动，如短跑、举重及短时间大强度的激烈运动和比赛。这些只适合儿童、青少年和适于这些运动的健康人。这些运动是对人体力量与速度极限的不断挑战与突破，不利于身体的健康。

二、有氧代谢运动的"质"与"量"

有氧代谢运动必须达到一定质量，一定要从小运动开始，循序渐进。有氧代谢运动的质量是关键。

1. 质　就是锻炼中的心率要达到"有效心率范围"，并在这个区域保持 20 min 以上。有效心率是指锻炼身体时，健身效果有效的心率值。一般以健康人适宜的运动负荷的每分钟最大心率的百分数来表示。

健康人的最大心率用公式近似推导：最大心率 = 220 - 年龄。

例如：40 岁的人最大心率 = 220 - 40 = 180（次/min）。

最大心率的 60% = 180 × 60% = 108（次/min）。

运动心率在最大心率的 50% 以下时，健身效果不明显，所以有效健身的心率应当是达到最大心率的 50% 以上，但是最好不要超过 85%。每个人要根据自己的年龄和身体情况选择适宜的运动量以达到有效心率。开始锻炼身体时选择最大心率的百分数低一些，经过一段时间适应后，再逐步提高最大心率的百分数，以不断提高健身效果。

2. 量　就是每次进行至少 20 min 的耐力运动，每周 3 次；或每周练 4 次，每次 20 ~ 30 min，进步最快。不必天天练，它的成效不比练 5 次大多少，但受伤的可能性却会增加。

三、有氧代谢运动的过程

1. 准备活动　一是活动各关节与肌群，提高体温，增加弹性和活动范围，以适应将要进行的运动。二是逐渐提高心率，使身体做好大强度运动的准备，以防发生意外和损伤。一般需准备 5 ~ 10 min，可以慢跑或原地做伸展练习。

2. 有氧代谢运动　这是整个运动的核心，质与量都必须保证，所谓"质"就是锻炼中的心率要达到"有效心率范围"，并保持在这个区域中。所谓"量"就是每次进行至少 20 min 的耐力运动，每周 3 次以上。

3. 放松整理　经过比较剧烈的 20 ~ 30 min 耐力锻炼之后，若突然停止运动，或坐或躺都是十分有害的，因为肌肉突然停止运动会妨碍血液流回心脏，从而造成大脑缺血，人会感到头晕甚至失去知觉。正确的做法是放慢速度，继续运动 3 ~ 5 min，同时做些上肢活动，让心率慢慢降下来。

4. 肌力练习　主要是上肢与腰腹部，可以做徒手俯卧撑、引体向上、仰卧起坐、俯卧挺身，然后做几分钟放松性韧性练习，整个锻炼就可以结束了。整个运动过程需要 40 ~ 50 min。

根据年龄、体质情况及个人的爱好，选择不同的活动内容，并定期做体能测验，不仅要有一个良好的运动开端，更重要的是持之以恒，您肯定会从有氧代谢运动中获得身心健康的益处。否则，前功尽弃。

四、有氧代谢运动的益处

1. 增加血液总量　氧气在体内是随血液供应到各部位去的，血量提高也就相应增加了氧气的输送能力。

2. 改善肺功能　有氧代谢运动使锻炼者的呼吸加快加深，从而提高肺活量，提高吸入氧气的能力。

3. 改善心功能　氧气吸入肺后，要靠心脏跳动的挤压才能由血液输送至全身。有氧代谢运动使心肌强壮，每次排出更多的血液，并提高血液中预防冠心病的"好胆固醇"即高密度脂蛋白的比例。

4. 增加骨骼密度　随着年龄增长，人体骨骼中的钙渐渐减少，因此老年人容易骨折，有氧代谢运动可有效防止钙的损失。

5. 减少体内脂肪　有氧代谢运动加上适当的饮食控制，可有效去除体内多余脂肪，减轻体重。这对正在减肥的人，显得特别重要。

6. 改善心理状态　一个人在缺少运动时，常感到疲劳、情绪抑郁、记忆力减退，甚至丧失工作兴趣。有氧运动可奇迹般地扭转这种状态，使人情绪饱满，精神放松。

第二节　运动注意事项

为了提高运动养生保健的功效，运动锻炼时应注意以下问题。

一、锻炼场所

1. 户外锻炼　提到户外锻炼，人们可能会抱怨体育场所太少，当然这是现实情况。但我们不能因此而不锻炼身体。其实锻炼场所很多，只要是阳光充足、空气流通的地方均可作为锻炼场地。例如，山东青岛地区，红瓦绿树，碧海蓝天，环境优美，清晨漫步在海滨，别有风味。所以，我们要充分利用现有条件，锻炼身体。

2. 室内锻炼　随着经济的发展和住房条件的改善，许多家庭有了健身房，购买了健身设备，这是社会的巨大进步。但健身房要具备一定的面积，要选择空气流通及有相应的消毒措施的地方。没有健身房的家庭，也应利用阳台、客厅等场所进行简易的锻炼，如广播体操、俯卧撑、举哑铃等。

二、锻炼原则

1. 因人而异　每个人的体质各不相同，应结合自身的情况选择合适的运动项目。

2. 细水长流　锻炼身体不是一日之功，短期锻炼效果不明显。只有坚持不懈的、长期的适量运动，才有可能提高免疫力，提高身体的素质。

3. 简便实用　选择最普及、简便、安全和持久的方式是进行体育锻炼。

4. 运动适度，循序渐进　有些人过于"急功近利"，不考虑自身体质状况而进行不适当的运动，反而有害于健康。所以，要避免运动量过大或短时间内频繁加码。

三、锻炼方法

（1）重点选择以有氧运动为主的项目，如快走、慢跑、跳绳等。

（2）根据家庭、单位所在地的实际条件，可选择简便、实用的锻炼方法，如健身器械（注意消毒）、工间操、太极拳、羽毛球、乒乓球、骑车、爬山、游泳等。

（3）增强胸部肌力的器械锻炼项目，如卧推、拉臂、单双杠、哑铃练习等。胸部肌肉是呼吸的辅助肌，有利于保持呼吸系统的正常功能，增强对呼吸道传染病的抵抗力。

（4）加强呼吸锻炼，选择对呼吸系统有"温和"刺激的运动，如太极拳、慢跑等。

四、适量运动的标准

适量运动的标准很难界定，不同体质的人和不同的运动项目标准各不相同，即使同一个人、同一项运动在不同的季节、不同的场所，其标准也不一致。因此，适量运动的标准应以个人感到不疲劳为宜。

一般认为，户外锻炼每周至少 3 次，每次 30 min（可以分为 2 次，每次 15 min）。跑步少于 10 min，快步走不少于 20 min。室内锻炼应每日坚持，每次 15~20 min。

第三节　运动养生保健

运动养生保健的方法多种多样，依其种类可分为以下几类。

一、体操

体操是具有悠久历史的传统运动项目，除竞技体操外，其他如工间操、眼保健操及广播体操等，都是广大民众容易掌握的健身方法。

早操，可使人的大脑很快地从抑制和半抑制状态进入兴奋状态，通过运动吸进新鲜空气，为全天的工作准备良好的身体与精神条件。

眼保健操，通过闭目，眼周部位及穴位的按摩点揉等，可以缓解视神经衰弱与疲劳，防止近视与推迟远视的形成。这对于中小学生、案牍工作者、计算机操作人员等尤为适宜。

鸣天鼓是防止耳鸣、鼓膜内陷、听力下降的有效传统方法。以两手掌心捂耳门，以向后脑的指头扣住头后部，听觉就会有鸣鼓似的声响，故得名。

时常叩齿，可以预防牙齿松动、牙周炎、牙齿早落等。

二、走步

走步运动是健身强体的方法之最有效者。"人老先从腿上老"，就是说腿脚不灵便是衰老的前兆，经常的走步运动对老年人尤为重要。"饭后百步走，活到九十九"。这些有益的格言提示人们，走步有益。走步是对内脏功能、神经功能、运动器官有效的锻炼，久久习之，可祛病延年。

三、球类运动

篮球、排球、足球、网球、乒乓球、羽毛球等，是各地区、各族人民都喜欢的运动，能使人全身各主要肌群都得到锻炼，增强血液循环功能、呼吸功能和各脏器的功能，对神经系统也是最好的锻炼。据报道，常参加球类运动的人还可有效纠正隐形斜视，提高眼肌的平衡能力。

第四节　劳动养生保健

劳动是人类生存和发展的必要条件，也曾是人类区别于动物而得以进化的重要条件。劳动创造财富，劳动激发人的思想情感，劳动的乐趣与享受劳动成果时的欢乐，是令人向往和留恋的。劳动使人体格变得结实，使身体各系统器官都得到锻炼而功能正常。

现实生活中，人们常有一种错误的认识，即锻炼就是体力运动。其实不然，锻炼不仅包括体力锻炼，也包括脑力锻炼。所以劳动又是提高脑力、增强身体素质、抗衰老消百病的有效方法。

一、体力劳动

主要是生产劳动，如种植、养殖、收获、推运物资、肩扛人抬、拉网、建楼盖房等。按照个人情况，经常参加这类劳动，能使人身体康健，动作灵敏，消除体内的堆积物，如胆固醇、脂肪等，通畅二便，排泄宿便，消除大脑神经的紧张，使人感到有精神，吃得香，睡得着，身体轻松灵便，也能抗御许多外感性疾病与内伤性疾病。

二、脑力劳动

这类劳动适于知识分子阶层和许多从事案牍工作的人，如科学研究者、科学试验者、文艺创作者、编撰编辑工作者、计算机操作人员、书画家、教育工作者、卫生工作者、理论研究者、行政管理者等。在医史上，许多脑力劳动者多长寿，特别是那些书画家，长寿者比例相对高些。有一位哲人说过："数学运算是大脑的体操。"脑早衰的人，很难说其健康。"脑越动越灵，身越动越勤"。脑力劳动与身心的健康是密不可分的。

三、技巧性劳动

是指以技巧为主的劳动，如工艺美术工作、缝纫、刺绣、编织、篆刻等。往往需要手脑并用，所谓"心灵手巧"者是也。往往有不少年逾古稀的老太太还能做出巧夺天工的手工艺品，如剪纸、刺绣、缝纫等。俗语说："十指连心（脑）。"手工劳动对大脑的协调功能、灵敏反应和全身都是有益的保健。

四、其他各种劳动

往往是介于以上二者或三者之间的综合性劳动，因而具有以上劳动的许多好处，更富有集合性优势。如果说人是有高级智能的社会性动物，那么"动"，即劳动、活动、运动，是伴随人一生、贯穿于人类社会始终的一项最基本的实践，也是人类生存、发展与保健的伟大实践。

五、思维体操——阅读和朗读

医学专家认为，无论阅读或朗诵，都有增强肺功能之效。且能活跃思维，是一种健身强脑的"思维体操"。

一首好诗犹如三伏清风，读后令人心情舒畅，忘了周遭不快，抑郁一扫而空。读书能增长知识，陶冶性情，找到精神寄托。悉心捧读一本好书，自可领略书中深邃的意境，实属妙不可言；读书能引起心灵共鸣，是一种立体的声情并茂的美学享受。无怪乎宋朝文学家欧阳修有"至哉天下乐，终日在书案"的惊叹！

第五节　导引养生保健

运动导引的养生保健作用主要表现在对身心功能的调节和增强身体素质，同时有利于"已病"的康复和对"未病"的预防。

一、五禽戏

五禽戏是通过模仿虎、鹿、熊、猿、鸟等5种动物的运动方式，以达到锻炼身体的目的。要求习练时宜尽力而为，以出汗为度。

1. 虎戏　自然站式，俯身，两手按地，用力使身躯前耸并配合吸气。当前耸至极后稍停，然后身躯后缩并呼气，如此3次。继而两手先左后右向前挪动，同时两脚向后退移，以极力拉伸腰身，接着抬头面朝天，再低头向前平视。最后，如虎行般以四肢前爬七步，后退七步。

2. 鹿戏　接上四肢着地式，吸气，头颈向左转、双目向右侧后视，当左转至极后稍停，呼气、头颈回转，当转至朝地时再吸气，并继续向右转，一如前法。如此左转 3 次，右转 2 次，最后恢复如起势。然后，抬左腿向后挺伸，稍停后放下左腿，抬右腿如法挺伸。如此左腿后伸 3 次，右腿 2 次。

3. 熊戏　仰卧式，两腿屈膝拱起，两脚离床面，两手抱膝下，头颈用力向上，使肩背离开床面，略停，先以左肩侧滚落床面，当左肩一触床面立即复头颈用力向上，肩离床面，略停后再以右肩侧滚落，复起。如此左右交替各 7 次，然后起身，两脚着床面成蹲式，两手分按同侧脚旁，接着如熊行走般，抬左脚和右手掌离床面。当左脚、右手掌回落后即抬起右脚和左手掌。如此左右交替，身躯亦随之左右摆动，片刻而止。

4. 猿戏　择一牢固横竿，略高于自身，站立手指可触及高度，如猿攀物般以双手抓握横竿，使两脚悬空，做引体向上 7 次。接着先以左脚背勾住横竿、放下两手，头身随之向下倒悬，略停后换右脚如法勾竿倒悬，如此左右交替各 7 次。

5. 鸟戏　自然站式。吸气时跷起左腿，两臂侧平举，扬起眉毛，鼓足气力，如鸟展翅欲飞状。呼气时，左腿回落地面，两臂回落腿侧。接着跷右腿如法操作。如此左右交替各 7 次，然后坐下。屈右腿，两手抱膝下，拉腿膝近胸，稍停后两手换抱左膝下如法操作，如此也左右交替 7 次，最后，两臂如鸟理翅般伸缩各 7 次。

二、八段锦

八段锦是我国古代的一种传统医疗保健功法。因有八节运动，故谓"八段"。

（一）坐式八段锦

闭目冥心坐，握固静思神。叩齿三十六，两手抱昆仑。左右敲玉枕，二十四度闻。微摆撼天柱，动舌搅水津，鼓漱三十六，津液满口生，一口分三咽，以意送脐轮。闭气搓手热，背后摩精门，尽此一口气，意想体氤氲。左右辘轳转，两脚放舒伸。翻掌向上托，弯腰攀足频。以候口水至，再漱再吞津，如此三度毕，口水九次吞，咽下汩汩响，百脉自调匀。任督慢运毕，意想气氤氲。名为八段锦，子后午前行。勤行无间断，去病又强身。

（二）站式八段锦

双手托天理三焦，左右开弓似射雕，调理脾胃臂单举，五劳七伤往后瞧。攒拳怒目增力气，两手攀足固肾腰，摇头摆尾去心火，背后七颠百病消。

第六节　太极拳养生保健

《简化太极拳》是 1956 年中国体育运动委员会运动司武术科编写的，简便易学，易于推广普及。全套分为 8 个小组，24 个动作，可连贯操练，亦可根据个人的健康状况选择单式或分组动作。

第一组：①起势；②左右野马分鬃；③白鹤亮翅。

第二组：④左右搂膝拗步；⑤手挥琵琶；⑥左右倒卷肱。

第三组：⑦左揽雀尾；⑧右揽雀尾。

第四组：⑨单鞭；⑩云手；⑪单鞭。

第五组：⑫高探马；⑬右蹬脚；⑭双峰贯耳。

第六组：⑮转身左蹬脚；⑯左下势独立；⑰右下势独立。

第七组：⑱左右穿梭；⑲海底针；⑳闪通臂。

第八组：㉑转身搬拦捶；㉒如封似闭；㉓十字手；㉔收势。

第五章　情志养生保健法

人如长期处于孤独、矛盾、失望、压抑状态，就会影响机体内环境的平衡，削弱抵抗力而生病。相反，乐观、愉快及自信对预防疾病和抗老化则有促进作用。

第一节　心理健康的标准

心理是大脑的功能，离开大脑，心理活动就不存在了。人的大脑衰老或出现了毛病，心理活动必然受到影响。人的心理活动是极其复杂的，表现形式多种多样。因为人生活在社会中，社会中的事物是复杂的，人所接触的客观现实不同，人的心理活动也各不相同。健康的心理标准可归纳为如下方面。

一、认知正常

认知正常的人，对客观事物能辨别真与假、美与丑，生活上不奢望，遇到麻烦不怨天尤人，能正确对待。正确地认识自己，正确地对待他人，处理好家庭、社会间的人际关系。认知过程主要包括观察、感知、思维、理解和记忆的过程。感知、思维、记忆过程既是人们学习知识形成思想的过程，又是工作和创造活动的内部心理活动过程。

二、情绪稳定

情感有激情、心境、应急等多种形态。情绪稳定的人，能够保持良好的心理与心境。事业心强的人，能长期热爱自己的事业，搞好自己的工作；对生活有深厚的兴趣，心胸开阔，性格开朗，情绪乐观；对社会环境有较强的适应能力，能正确对待和处理这样或那样的心理矛盾和社会矛盾。

三、意志正常

意志正常的人，凡是符合行动目的的事就去做，不符合行动目的的事就不做；遇到胜利不骄傲自满，遇到困难和挫折不气馁，振作精神去战胜困难。意志是决定达到某种目的而产生的心理状态，常由语言和行动表现出来，是人的意识能动作用的表现。一个意志坚强的人，做事有明确的目的性、果断性、自制性和坚毅性。

四、心理与行为和谐

心理健康的人，其内心的认识和情感与外界的言行是一致的；心理不健康的人其内心和言行是不统一和不和谐的。

心理健康的人善于交往，能与多数人建立起良好的人际关系。心理不健康的人往往脱离群众，对人尖刻，与集体对立，遇点小事易与别人吵架，喜欢孤独一人生活。

五、心理健康的标准评价

现代医学心理健康的标准共有 10 条：

（1）对现实生活具有敏锐的知觉。

（2）热爱生活、热爱他人、热爱大自然。

（3）在所处的环境中能保持独立的安静状态。

（4）注意基本的哲学和道德伦理。

（5）对日常所发生的事情保持兴趣。

（6）乐于助人，能和一些人建立友谊。

（7）能兼容并纳，听取各种不同的意见。

（8）工作有创造性，能克服困难。

（9）具有幽默感，但又不落俗套。

（10）能承受欢乐与忧伤的考验。

具备以上 8 ~ 10 条者为心理健康，具备 4 ~ 7 条者为心理基本健康，具备 3 条以下者为心理基本不健康。

老年人心理健康的标准，除应具备上述 10 条外，还应具备：

（1）开拓进取，老有所为，充分实现人生价值。

（2）紧跟时代步伐，对新事物敏感，不故步自封。

（3）心胸开阔，开朗乐观，知足常乐，不计较个人得失。

（4）自尊自信，乐于奉献，热心社会活动。

（5）宽厚待人，甘为人梯，积极培养年轻人。

（6）沉着冷静，珍惜生命，发挥余热。

第二节　心理养生四要素

所谓心理养生，就是从精神上保持良好状态，以保障机体功能的正常发挥，来达到防病健身、延年益寿的目的。

1. 善良是心理养生的营养素　心存善良，就会以他人之乐为乐，乐于扶贫帮困，心中就常有欣慰之感；心存善良，就会与人为善，乐于友好相处，心中就常有愉悦之感；心存善良，就会光明磊落，乐于对人敞开心扉，心中就常有轻松之感。总之，心存善良的人，会始终保持泰然自若的心理状态，这种心理状态能把血液的流量和神经细胞的兴奋度调至最佳状态，从而提高了机体的抗病能力。

2. 宽容是心理养生的调节阀　人在社会交往中，吃亏、被误解、受委屈的事总是不可避免地要发生。面对这些，最明智的选择是学会宽容。宽容是一种良好的心理品质。它不仅包含着理解和原谅，更显示着气度和胸襟、坚强和力量。一个不会宽容，只知苛求别人的人，其心理往往处于紧张状态，从而导致神经兴奋、血管收缩、血压升高，使心理、生理进入恶性循环。

3. 乐观是心理养生的不老丹　乐观是一种积极向上的性格和心境。它可以激发人的活力和潜力，解决矛盾，逾越困难；而悲观则是一种消极颓废的性格和心境，它使人悲伤、烦恼、痛苦，在困难面前一筹莫展，影响身心健康。

4. 淡泊是心理养生的免疫剂　淡泊，即恬淡寡欲，不追求名利。清末张之洞的养生名联说："无求便是安心法"；当代著名作家冰心也认为"人到无求品自高"。淡泊是一种崇高的境界和心态，是对人生追求在深层次上的定位。有了淡泊的心态，就不会在世俗中随波逐流，追逐名利；就不会对身外之物得而大喜，失而大悲；就不会对世事他人牢骚满腹，攀比嫉妒。

第三节　乐观愉悦

一、乐观愉悦的意义

1. 养生最佳心境　乐观与悲观相反，乐观标志着心情快乐，对生活抱有信心。愉悦同忧伤相对，愉悦标志着精神愉快，对生活充满喜悦。乐观愉悦能够使人内心处于一种平衡恬静的心境，没有心理矛盾和冲突，没有精神压力和障碍；能够使人内心处于高兴、愉快和满意之间，恰当地对待自己和他人。如古人云："安居乐业而不惰""知足常乐而不奢""乐天知命而无忧""助人为乐而无私"等。

2. 积极生活态度　乐观愉悦是生命活动的动力和心能，是人生追求的希望和信心，是克服困难、战胜病魔、解除痛苦、驾驭生活的处世情怀和积极态度。因此，保持乐观愉悦的心情，是待人处事、接物处世的积极态度，利于生活，益于身心。

二、乐观愉悦的功效

1. 乐观者长寿　儒家提倡"仁智者寿"，主张修养德行以延年；医家提倡"乐观者寿"，主张修养情志以延年。《黄帝内经》："外不劳形于事，内无思想之患，以恬愉为务，以自得为功，形体不敝，精神不散。"即形体不衰老、精神不耗散的长寿原因有二：不使形体疲劳为外因，没有思想负担为内因。

2. 愉快者养生　性格温和、为人善良、气量宽宏都是人保持乐观愉快的精神因素，是养生保健的心理要诀。诸葛亮"非淡泊无以明志，非宁静无以致远"，北宋苏辙"天下之乐无穷，而以适意为悦"，均以淡泊、宁静、适意为乐观愉悦的内容，为明志、致远、养生之心法。

3. 长寿者秘义　古今中外的长寿者都显示了乐观愉悦的重要意义。中国四川的 372 名百岁老人，性格开朗、精神乐观的 367 例，占 98.7%。中国广西巴马瑶族自治县，是著名的长寿之乡，那里的长寿老人也有共同特点：热爱劳动，从容温和，乐观开朗。

三、乐观愉悦的方法

（一）恬淡虚无法

1. 四恬淡　《黄帝内经》提出"恬淡虚无"的精神养生法，意思是保持知足常乐、安静而无杂念的心理。具体要求：美其食，任其服，乐其俗，高下不相慕。即生活简朴，思想纯正，少私寡欲，不追求吃穿，对社会上的风俗习惯乐于相处，不论地位高低，一视同仁，无所妄求，安于淡泊。

2. 十二少　孙思邈提出了"十二少"养生法：少思，少念，少欲，少事，少语，少笑，少愁，少乐，少喜，少怒，少好，少恶。要求人们情绪活动不要太过，避免波动过激，维持心情的正常状态。同时指出，若不按"十二少"养生，就会变成为"十二多"，给生命带来损害，即"多思则神殆，多念则志散，多欲则损志，多事则形疲，多语则气争，多笑则伤脏，多愁则心摄，多乐则意溢，多喜则忘错昏乱，多怒则百脉不定，多好则专迷不治，多恶则憔煎无欢"。进而指出"十二多不除，丧生之本也"。

3. 六常存　清代石天基将保持心理恬愉的养心法概括为六常存：

（1）常存安静心：要求不妄想，不贪求，不患得患失。

（2）常存善良心：心地善良的人，常以助人为乐，无害人之心。人邪我正；人恶我善；人生事，我息事；人害人，我为我；如此问心无愧，自然心理恬适。

（3）常存正觉心：知邪正，明是非，正邪不两立，是非勿混淆。保持觉悟，维护正气，心明眼亮，自然排除烦恼纠纷。

（4）常存欢喜心：随遇而安，随意自适，不做过头事，不伤和气心，如白居易诗言：随富随贫且欢乐，不开口笑是痴人。

（5）常存和悦心：人以和为贵，待人和蔼，胸怀开阔，宽宏大量，不斤斤计较，不耿耿于怀。以和悦之心待人，人乐己也乐。

（6）常存安乐心：凡人一生，遇不如意之事，要善于排除，要与更甚之事比之，心即坦然而安乐。退后一步天地宽，知足常乐心坦然。

（二）乐观开朗法

1. **乐观法**　乐观情绪是调养精神、排除不良情绪因素、增进健康、防止衰老的精神安慰剂。孔子曰："发愤忘食，乐以忘忧，不知老之将至云尔。"这就是乐观可忘心忧，不知身老的养生作用。

（1）乐观调心：乐观情绪使气血流畅而能滋养神气，使神志和调，胸怀舒畅，保持精神内守状态。心理学认为，欢乐愉快的心理活动能够驱散各种苦闷忧虑的情绪，克服孤独寂寞的抑郁心理，纠正孤僻内向的性格，使其变得达观快乐，并使精神振作。

（2）乐观调身：乐观情绪能使人体的生理活动正常进行，并纠正各种生理失调状态，增加对患者的药物疗效，促进疾病的康复。所谓的"笑一笑，十年少；愁一愁，白了头""烦恼催人老，欢乐变少年"，就是这个道理。

（3）乐观随俗：从现实出发，理解现实，并以积极的态度对待现实，善于适应周围环境，即乐其俗者随其俗。能为之事，顺次为之；不能为者，莫强求；热爱生活，不厌常事；以免耗精力，损害身心。凡事不可急躁，相信"瓜熟蒂落""水到渠成"，耐心等待时机成熟，则可望一举成功。

2. **常乐法**　中国传统养心思想强调：知足者常乐，不知足者常忧。

（1）知足乐：知足的人不会奢望过高，无论处何地位、何种待遇都很满足，随遇而安，思想开朗，内心恬静，无所忧愁，精神总是处于良好状态。知足者，皆可心常乐、德常荣、生常富、命长久。

（2）贪则忧：贪或不知足者多是妄想争夺、耗心竭力。结果往往达不到目的，还自守烦恼，伤身损寿。《老子》言："祸莫大于不知足，咎莫大于欲得。"宋代林逋《省心录》曰："知足则乐，务贪必忧"，"知足者，贫贱亦乐；不知足者，富贵亦忧。"

3. 开朗法　性格是个体对人、对己、对事物、对整个现实环境所持的态度，并贯穿于人的全部行为中。性格开朗与否，直接影响着身心健康状况。

（1）心宽体康：性格开朗是胸怀宽广、气量豁达所反映出来的一种良好心理状态。性格开朗，胸怀开阔，使气血和畅，有益健康；使五脏安和，祛病延年。

（2）抑郁则病：性格内向不开朗的人，抑郁孤僻，情绪紧张，喜怒无常。研究证明：性情抑郁和性格不开朗的人发病率高，死亡率也高；相当多的癌症患者都性格欠佳，在发病前大多有忧郁、失望、焦虑、压抑及愤怒等不良情绪。"抑郁烦恼百病生"就是这个道理。

（三）怡情畅志法

1. 怡情乐法

（1）四休乐：《四友斋丛说》载有四休居士乐法：太医孙君昉，字景初，自号四休居士，有人问其说，四休笑曰：粗茶淡饭饱即休，补破遮寒暖即休，三平二满过即休，不贪不妒老即休。

（2）五事乐：静坐第一，观书第二，看山水花木第三，与良朋讲论第四，教学第五。把静坐养神、读书养心、观赏养志、交友养伦、教学养育作为怡情养生之乐事而修养自身。

（3）六一乐：琴一张，棋一局，酒一壶，藏书一万卷，集录金石遗文一千卷，以吾一翁老于此五者之间，是为六一。以琴、棋、酒、书、文陶冶情志，乐在其中。

（4）七好乐：凡人平生为性，各有好嗜之事，见则喜之：有好书画者，有好琴棋者，有好博弈者，有好珍奇者，有好药饵者，有好禽马者，有好古物者……使其喜爱玩悦不已。可见，"好"生"乐"，好百事可乐百生，好则怡心，乐则养生。

（5）十为乐：《寿亲养老新书》载有十乐怡情法：读书义理，学法帖字，澄心静坐，益友清谈，小酌半醺，浇花种竹，听琴玩鹤，焚香煎茶，登城观山，寓意弈棋。

2. 著名十乐法　清代画家高桐轩总结的"老人十乐"，此为修养身心、怡情畅志、易为之道和实用之法：

（1）耕耘之乐：耕耘虽劳肢体，然颇健身心，伏案一日，把锄半天，既享田家之乐，又能健壮人身；既不忘耕耘之劳，又有秋收丰食之望，何乐不为？

（2）把帚之乐：把帚扫地，洗桌净几，躬身举手之劳，则尘垢顿去，地净窗明，精神一快，乐趣即寓其中。

（3）教子之乐：幸生陋巷，周邻皆无科名之望，吾教子以诗文书画，各徇其意，惟禁学举子业。倘子弟朴实长厚，能以艺立身，自食其力，令吾无忧于后，岂不快乐。

（4）知足之乐：吾生为卑工画匠，远不若贵为卿相，富盈百万之禄食；然较吾困苦者何止千百。以此遐想，公卿不足为贵，而安贫乐道，更爱吾业，岂不一乐。

（5）安居之乐：吾所居，里人多忠厚淳朴之力作以食庄稼汉，言行诚实，和睦为习，居此仁厚乡里，不闻酷吏之呵斥厉声，亦一大乐。

（6）畅谈之乐：田间把锄，劳而歇于地头，与野老田夫纵谈天下世外事，或测天气晴雨，或卜年景丰歉，袒胸畅谈，其乐陶陶。

（7）漫步之乐：饮酒不可过量，饮食不可过饱，酒饭用量过多，未免令人昏沉，作画亦然，时久则疲。宜起身散步于庭中，或漫游于柳岸花畦，心神焕然爽朗，襟怀为一畅。

（8）沐浴之乐：冬月严寒不宜频浴，余三季皆当常浴，暖水温和，反复淋淋，遍身清爽，活动经脉，有健身心，真乃一乐事也。

（9）高卧之乐：每至炎暑伏天，白昼不宜作课（画），竹枕蒲席，北窗高卧，熏风徐来，五内生凉，合目养神，养神蓄锐正此时，亦劳者一乐也。

（10）曝背之乐：冬日天气晴和，每至日中，或坐场上，或倚北墙，取日晒之，如披狐裘，通身温暖，畏寒缩冷之感顿消，既活人筋血，又强人皮骨，其乐不可不知。

3. 陶情九乐法

（1）静坐乐：业务之余，静坐片时，万虑俱消，逍遥恬静，自有许多乐趣。如一潭泥水，终日搅拌则终日混浊，静置一时，则定然澄清矣。

（2）读书乐：学问日深，道理日新，读书乃天下最乐之事。书使愚者贤，昧者明。孔子读书发愤忘食，乐以忘忧，不知老之将至。

（3）赏花乐：春之桃李，秋之桂菊，夏冬之荷梅，一年四季皆有花可赏。最可爱者花中之月季，开则难谢，谢而复开，四时不绝，可名为"长寿花"。房前屋后，广种花木，赏鉴之趣横生，心境自然欢乐。

（4）赏月乐：好古玩者，无不爱周鼎汉玉，然皆不及月之古老。李白诗云："今人不见古时月，今月曾经照古人"，"只今惟有西江月，曾照吴王宫里人"。所以好古玩者不如赏月。当月白风清之时，对月当歌，望月吟诗，其乐无穷。

（5）观画乐：观画应将身置入画中，青山绿水，花鸟楼台，恍惚亲临其境。夏观雪景，令人心骨清凉；冬观夏景，令人神体暖燠。人物观其神清，花卉虫鸟观其生态，寓心于画，自有无穷之乐趣。若能自行作画，更有益于身心。

（6）听鸟乐：鸟鸣晨林，兴趣盎然，莺歌燕舞，美不胜收。心随鸟儿飞翔，口随鸟音歌唱，怡然自得，心旷神怡。

（7）狂歌乐：乐心诗歌，熟读几首，登高临溪诵之，随心所欲，纵情欢唱，乐从中来，心胸豁然开朗，愁烦尽付东流。

（8）山水乐：仁者乐山，智者乐水。锦绣河山，良辰美景，无处不有，尽收眼底，游山玩水，其乐无穷。看千峰竞秀，万壑藏云，景色入目，顿生清新之感。鱼乐人亦乐，泉清人其清，天宽地宽怀自宽，山美水美心自美。

（9）琴舞乐：拨琴起舞，慰人心思，寄人情怀。琴弦钟鼓之乐，感人至深。《吕氏春秋·古乐篇》将舞蹈作为一种锻炼身体、开畅情怀、调和气血、疏解郁闷的重要手段。因此，琴舞娱身心，心娱寿自长。

第四节　清心养神

一、医家清心养神

1. 守神祛病　《黄帝内经》早有"精神内守"的著名思想，是指养神之法，其总的要求及功效：清除妄心，抑止邪念，意念集中，神不外驰，内养元气，外慎六淫，阴阳平衡，气存形全，故而不生病。

2. 安神定心　孙思邈在《存神炼气铭》中指出：若欲存身，先安神气；若欲安神，须炼元气。气在身内，神安气海。气海充盈，心安神定。定若不散，身心凝静。静至定俱，身存年永。即安其神者，方静其心，盈其气，存其身，永其年。

3. 静神化治　静则神藏，躁则消亡。清静则生化治，动则苛疾起。即清静者，可生元神，化元气，治疾起。清静则肉腠理闭拒，虽有大风苛毒，勿之能害。清静养神可以使有机体的生理功能正常，抗病力增强，不易罹疾生病。

二、道家清心养神

1. 清静无为　老子《道德经》主张"清静无为"，要求达到"致虚极，守静笃"的境地。就是说，要尽量虚其心灵，排除杂念，始终如一地坚守清静，务使主清神静。而要做到虚静，必须"见素抱朴，少私寡欲"，如能这样，便可节护心神，延年益寿。

2. 抱神以静　《庄子·外篇·在宥》把老子学说发展到"抱神

以静，必静必清"的高度，极力主张"虚静恬淡，寂寞无为"，并以水静则明来说明神之当静，所谓"水静犹明，而况精神"。他认为，只有静而无为，排除忧患，以免神躁，才能长寿。

3. 补脑修神　道家强调性命双修，得道成仙，神仙并非神话，《天隐子》道："神仙"也是人，只不过是通过修炼而变得头脑清醒、心智发达、神明通达、大觉彻悟而又寿高者罢了。修此"神仙"之道方法甚多，但其根本方法是"还精补脑""虚静修神"。

三、儒家清心养神

1. 非礼勿为　儒学的"清心法"主要表现为"克己复礼"和"非礼勿为"。从儒家养生的角度看，心有礼则为"正"，意有礼则为"诚"，身有礼方为"立"，人有礼方为"仁"，"正、诚、立、仁"正是人身心健康的标准。非礼勿视，非礼勿听，非礼勿言，非礼勿动。

2. 静而能虑　是儒家的"养神法"，主要表现为"静虑坐忘"的修炼方法。《大学》对"静"与"神"的关系作了明确阐述："知止而后有定，定而后能静，静而后能安，安而后能虑，虑而后能得。"而在达到静而能虑，必须通过"坐忘"修炼。静坐忘我是儒家的修养大法。

四、佛家清心养神

1. 戒能清心　佛家修性养神的关键是3个字：戒、定、慧。即防非止恶为"戒"，息虑静缘为"定"，破恶证真为"慧"。戒指戒规、戒律、防禁错误和过失、防止恶欲和邪念，可见戒能清心。佛家有五戒、八戒、十戒等说。如"五戒"：一戒违真，二戒杀生，三戒偷盗，四戒邪淫，五戒妄语。由于"戒"才能使心清如水，性净如洗，使心神不受杂念、妄念、邪念、恶念的污染，从而为"定生慧"扫清一切障碍。

2. 定能生慧　是佛家的"养神法"。在戒、定、慧3个字中，戒是定的前提，慧是定的结果，故定是核心。所谓"因戒成定，因定发慧"即是此意。发慧必先修定，定则神情专注一境，神静不乱，断事如神，如"止水能鉴，静焰愈明"。"故心定而能慧，心寂而能感，心静而能知，心空而能灵，心诚而能明，心虚而能觉"。这里的定、寂、静、空、诚、虚为养神境界，而慧、感、知、灵、明、觉则是养神的功效。

五、养生家清心养神

1. 清净明了 《遵生八笺》曰：养寿之道，清净明了四字为最好，内觉身心空，外觉万物空，破诸妄想，无可执着，是曰"清净明了"。即养生最好方法：破妄、无著、空觉、清心、净神、明事、达理。

2. 闭目养神 《遵生八笺》曰：眼者身之镜，视多则镜昏；心之神，发于目，久视则伤心。中医认为：神归于目而役于心。故而目不清则心不宁、神不静。目不乱视，神返于心，乃静之本。正视而不乱，闭目以静神。

3. 抑耳净心 《遵生八笺》曰：声色动荡于中，情爱牵缠，心有念，动有着，昼想夜梦。所以"耳爱淫声，可喻攻心之鼓"。因此，净心还须制耳，这就要求耳无妄听、耳之避声、耳不贪听淫声；或者正耳净心、俭听养虚。抑耳不仅可以净心养神，还可以保精益肾。

4. 神用专一 静以养神，并非绝对地静神不用；若静神不用，心神必然衰退；只有在用神之中，心神才能生机勃勃。因为神专则志定神凝，心境安定。专心地致力于一件有益的事情，或倾心于一项事业，达到志定神凝的境界，既可得事业成功，又可获心神健康。

5. 内养四心 《管子·内业》认为养心的最佳状态是四心：善心，凡道无所，善心安爱；定心，定心在中，耳目聪明；全心，心全于中，形全于外；大心，大心而敢，宽气而广。为此，修养方法有三：正静，正身静心；平正，和平心神；守一，不乱心志。

第五节　调控七情

七情是情志在养生中的具体表现形态。由于养生思想有医儒佛道俗各派，所以对"七情"的释义及对"调控"的见解也各有不同。

一、七情防病法

1. **情志养法**　七情正常有益身心，故而正常七情宜养，这是预防七情病变的第一要诀。

（1）医学"养"诀：和志为养，恬静为养，乐善为养，神守为养。《医钞类编》曰：养心在凝神，神凝则气聚，气聚则形全。若日逐攘忧烦，神不守舍，则易于衰老。

（2）哲学"养"诀：孔子提出"喜怒以时，无害其性"，"诚意、正心、修身"；管子提出"内业四心"，养善心，养定心，养全心，养大心，四心俱在，神志安和。

2. **情志戒法**　七情异常有损身心，故异常七情宜戒，这是预防七情病变的另一要诀。

（1）医学"戒"要：《内经》指出：志闲而少欲，心安而不惧，不惧于物，无为惧惧，勿伤于神，悔怒不至，魂魄不散，无思想之患，不妄想，不妄作。《千金要方·养性》曰：善摄生者，常少思、少念、少欲、少事、少语、少笑、少愁、少乐、少喜、少怒、少好、少恶，其中有六少与七情有关。

（2）哲学"戒"要：管子要求"旷然无忧患，寂然无思虑"。墨子主张兼爱之七情，反对偏爱之七情：必去喜、去怒、去乐、去悲、去爱、去恶，而用仁义。荀子不讲去七情，而注重节制七情。朱熹讲七情，主张谨守中庸之七情，反对过度或不及之七情。

二、七情治病法

1. **六气调治法**　六气致病机制表现为：怒则气上，喜则气缓，悲则气消，恐则气下，惊则气乱，思则气结。

（1）治怒调气上：暴怒使肝气勃发、气血走上，导致阴虚阳亢，引起眩晕、中风、呕血等病症。凡治此病者，多以疏肝理气为法。

（2）治喜调气缓：过极喜乐会使心伤神散，运气无力，出现心悸、怔忡等症。治疗此病时多从养心安神及清泻心火等方面入手方可调治。

（3）治悲调气消：极度悲哀消耗肺气，使其宣发肃降功能失常，出现短气、喘息等症。

（4）治恐调气下：恐惧损伤肾气，使其固涩精液、二便功能减退，导致滑精及二便失禁等症。治此病时，多从固精益肾、升气强志等方面入手。

（5）治惊调气乱：骤受惊骇，心无所倚，神无所归，虑无所定，心气散乱，伤其胆腑，引起失眠、惊悸、痴癫等症。常以安养心神、镇静定惊、甘凉清热、柔肝熄风等方面调治，较一般镇惊安神治疗效果好。

（6）治思调气结：过度思虑导致脾胃气滞，脘腹胀满，不思饮食，还会引起心惊、心痛、失眠等症。对思虑过度引起的各种病症，主要以调理心脾为主。

2. 五志相胜法　这是在偏激情志破坏了身心稳定的情况下，医生根据情志的五行属性及其胜制的规律，有意激发所胜之情制其有余，以恢复或重建其身心平衡，达到治疗有关身心疾患的目的。

（1）怒胜思：思为脾志，五行属土。过思之症为饮食乏味、腹脘闷饱、纳呆厌食、四肢怠惰、脾失健运、失眠健忘、心神失养等。所谓怒胜思，五行为木克土：从五脏功能而言，肝气疏泄有助于运脾，以宣散气结，因此临床应用本法时，多采用故意违逆患者的心意，或夺其所爱等方法以激其发怒，使患者之气结得以尽情宣泄，即可矫正其思则气结的病理状态。

（2）思胜恐：恐为肾志，五行属水。恐惧之症为坐卧不宁、闻响则惊、二便失禁、遗精滑泄、骨酸痿软、形瘦羸瘠等。仅仅依赖于药饵调理而设法解脱其恐惧心理，往往难以奏效。因此，需配合以"思胜恐"等心理治疗（针对其恐惧畏怯心理产生的原因）采取诱导方式开启其思、坚其定识等方法，大多可帮助患者逐渐摆脱恐惧畏怯的心理状态。

（3）恐胜喜：喜为心志，五行属火。过喜之症为心气涣散、神不守舍、心神恍惚、嬉笑不休、状若癫狂等。临床药物治疗多以清心泻火为主；恐令气怯，骤然施予平素畏惧之事物景观，恰似以水折火，故有此"恐胜喜"之治法。《儒林外史》描述范进中举，喜极癫狂，以其平素颇畏岳丈之威，遂收当头棒喝而获神志清爽之效。

（4）喜胜忧：忧为肺志，五行属金。忧悲之症为肺气消索、治节失职、形容惨戚、毛发枯萎、形体憔悴等。当以各种令患者喜闻乐见之事陶情悦志，使悲哀者重展笑颜，使失意者豁达开朗，使忧悒者振作精神，即为喜胜忧之疗法。

（5）悲胜怒：怒为肝志，五行属木。盛怒之症为肝气横逆、烦躁冲动、面赤头痛、眩晕耳鸣、吐血昏厥等。而悲可挫其激扬之势而建清肃之功，故曰"悲胜怒"。值其嗔怒之际，医生应晓之以理，动之以情，极尽宽慰劝解，令其感动而泣，则恚气多可随之而泄。

3. 情志活套法 朱丹溪在五志相胜的基础上，根据五行相生关系补充了以所生者解之的治法。

（1）情志的调与治：《丹溪心法要诀》说：悲可以治怒，以恻怆苦楚之言感之。喜可以治悲，以欢乐戏谑之言娱之。恐可以治喜，以祸起仓促之言怖之。思可以治恐，以虑此忘彼之言夺之。怒可以治思，以污辱欺罔之言触之。

（2）情志的胜与解：《丹溪心法要诀》说：怒伤于肝者，以忧胜之，以恐解之；喜伤于心者，以恐胜之，以怒解之；忧伤于肺者，以喜胜之，以思解之；思伤于脾者，以怒胜之，以喜解之；恐伤于肾者，以思胜之，以忧解之；惊伤于胆者，以忧胜之，以恐解之；悲伤于心者，以恐胜之，以怒解之。

（3）情志的克与制：当情志偏极而导致阴阳偏胜时，利用其对立的情志加以制约和矫正，便可以起到使患者阴阳气血趋于平衡的治疗作用。表现如下：怒可以胜恐，恐亦可制怒；喜可以胜忧，忧亦可制喜；惊可以胜思，思亦可制惊；恐可以胜喜，喜亦可制恐；忧可以胜怒，怒亦可制忧。

第六节 节制私欲

一、节欲种种

1. 节制一欲 从狭义上说，"私欲"专指性欲或色欲。历史上诸学共识：性欲为人之根本欲望，故有"食色，性也"之见；而养生却要求节欲而非纵欲；节欲终究是节制性欲。中医主张节色欲，养精气；道家主张炼精气，还元神。

2. 节制二欲 广义节欲，包括节制一节私欲。如儒家有的主张节制二欲：一节"见惑"，即目之贪欲；二节"思惑"，即心之贪欲。前者因视色而生迷情，后者因思邪而生妄痴，二者都能引起神形失调，故而须节制以养生。

3. 节制三欲 儒家主张节制三欲：一是青少年因血气未定而欲色（性爱欲），故"戒色"；二是中壮年因血气方刚而欲斗（名利欲），故"戒斗"；三是老年因血气俱衰而欲得（钱财欲），故"戒得"。三欲因血气变化而生，若过之则伤害身心，所以需要以戒而制之。

4. 节制四欲 震畏四知，秉去三惑。即节制酒、色、财3种损伤情志的欲望。节四欲，即节酒、节色、节财、节气4种有害健康的贪欲，以维护神形的安宁俱在。

5. 节制五欲 五欲指耳、目、口、鼻、心的欲望。《法华经》指出，节财、色、名、食、睡五欲。《大智度论》指出，节色、声、香、味、触五欲。

6. 节制六欲 善养生者，先除六害，然后可以延驻于百年。一曰薄名利，二曰禁声色，三曰廉货财，四曰损滋味，五曰除佞妄，六曰去沮嫉。六者不除，修养之道徒设尔。

二、节欲要法

1. 薄名欲　"名利"为六害之魁。"名"为一个人社会荣誉和地位的象征，努力而成就社会公认之名，能使身心处于最佳状态，即健康。但若"厚名"，即求名欲甚，则有害。故有古人"浮名醉心死不醒"的诗叹，才有《千金要方》"名利败身，圣人所以去之"的规劝。

2. 攻利欲　医学养生家孙思邈和徐春甫都以除名利为五难之首。人常欲利，正当而取，有益于养生，求之过度，则忧心伤生。儒家视欲利为小人所为，提出"轻视法"，即轻利欲如粪土以弃之。文人喻利欲为焚心火，利欲熏心当以"息燃"方灭之。

3. 淡物欲　"物"即钱物或财富，为生活所必需，现代社会更是如此，无钱物难以生存，但过度追求则难宁心神。贪恋财物，劳神伤命，取财舍命，或吝啬如癖，丧失人性。若任贪物之欲发展，恐有损身祸家之患。

4. 适性欲　养生学中的节私欲狭义上专指节性欲。性欲是人的生物本能，即是繁衍需要，又是身心需要。已婚男女，阴阳交合，人之常情，不必囿于"避色如防贼"。性欲贵在适度方为节，性欲无度，久之则神不守舍，身疲早衰。

5. 断嗜欲　嗜欲为嗜好以至偏爱成癖之欲，嗜欲本质上是"心"之贪欲，外显为目、耳、口、鼻、身之"五官"贪欲，如目迷色、耳恋声、口喜饮食、身好触感（含性感）。五欲正常者有益生命，若成嗜欲则有碍养生。

第七节　郁闷疏泄

一、郁闷疏导方法

1. 调气法　调气时间，以夜间子时到次日午时为佳，中午至午夜不宜调气。调气方式，取仰卧位，床褥略厚软；枕高与身平，舒展手脚；两手握大拇指，置于离身四五寸处；两脚间相距四五寸；叩齿多次，咽下唾液，将气从鼻腔引入腹部；气吸足则停止，有余力可继续吸气；胸中闷气可从口中细细吐尽，自然清气再从鼻中细细吸入。此方法可疏导气郁，吐闷纳清，倍感轻松。

2. 开郁法　两手挥动向前向后，两足作白鹭行步状；左手搭在右肩上，右足搭左窝（委中穴在腘窝正中，简称"窝"）而行；再以右手搭在左肩上，左足搭右窝而行；两手用力上举作托天式，两足用力踏地；复将两手向后向上撑，仰卧，运气下行；然后蹲位，两手用力攀起脚后跟，足尖着地，用力低头至膝下，起立，两手相交掩两臂扶胸前，用力摇动数次。此方法可治胸腹胀满，开郁祛闷。

3. 舒结法　六郁各有其主症，如气郁主症为胸胁满痛、脉沉而涩，情志为抑郁寡欢、闷闷不乐；六郁互相影响，常以气郁为主，故应主治气郁；气机通畅则诸郁皆舒，血瘀常是诸郁所致的结果，故宜治郁舒结，所谓"气为血之帅，血为气之母"。而痰郁则是诸郁中产生的病理代谢产物，有"痰迷心窍"之说。越鞠丸，其重点就是行气解郁、舒结祛痰。

4. 言导法　心病还须"心药"医，解除郁闷的心药是语言。"话是开心的钥匙"。对于气郁性的各种病症，如神经衰弱、癔症、抑郁性神经症等，除了用药、调气、疏郁等方法之外，语言开导如解释、支持、同情、聊天、谈心、暗示、疏导、激泄等方法也至关重要。

二、郁闷泄变方法

1. 宣泄法　宣泄是人们通过任何一种行为表现释放和发泄身心郁闷、紧张、焦虑、恐惧等不良情绪的过程。宣泄可以整洁身心、释放压抑、解除郁闷、减少烦恼，起到心理治疗的作用。即通过言语表达的方式，让患者把自己内心中的某些导致郁闷的不良思想都谈出来，最好是一倾而泄，使这些思想得到澄清，身心得到纯洁，以收到泄郁消闷的治疗效果。

2. **发泄法** 郁闷严重和压抑过深的患者可能导致自杀或侵犯行为，为防止这种恶果的发生，西方精神分析理论主张情境发泄法：如果要使患者消除郁闷，减少压抑，防止自杀或侵犯，一方面，帮助他把心中的郁闷痛苦全部说出来，以释放无意识中的有害能量；另一方面，设置和提供情境使其发泄，例如，让患者观看游侠、武打、惊险、战争等电影，进入剧中角色发泄其侵犯情绪；或者观看、参加足球赛、斗牛赛、拳击、赛车等激烈运动，置身于竞技博斗之中发泄其压抑情绪。

3. **激情法** 抑郁是一种缓慢的内向的较长的不良情绪，而激情则是一种暴发的外向的强烈而短暂的情绪反应，所以激情可以克制其对立情绪的抑郁。愤怒大多属于一种不良的情绪反应，对机体生理功能有不良影响。但愤怒是属于阳性情绪变动，具有促使阳气升发、气机活跃亢奋，加快气血运行等作用。因此，利用激情法可以治疗思虑过度、意志消沉、胆怯气虑等属"阳证"性质的精神情志病变，也可治疗属气机郁滞、胸闷胁胀、痰气凝聚、营血淤滞等病变。

4. **转变法** 亦称认知转变法，这是西方心理学家贝克针对抑郁症提出的心理治疗方法。他给抑郁症患者开了一个奇特处方"心态表"，主要条目有：视事物非黑即白，总是对自己失去信心，认为什么也做不成；由于曾有不顺心的经历，就认为会祸不单行；戴有色眼镜，只看事物消极方面；不自觉地产生自卑心理，总想自己不行；未经核实就猜测别人看不起自己，当观望前程时看到的只是灾难；放大看自己的缺点，缩小了对自己力量的估计；常常感到好像做了什么坏事似的；不能准确地评价自我等。

5. **升华法** 抑郁症有一部分为性本能或爱欲受到压抑所致，这种性本能压迫所致的抑郁症，采取宣泄或发泄有辱道德，故须使之升华。"升华"是指人们被压抑于潜意识的本能冲动，常转向社会许可的活动中去寻求变相的、象征性的满足。爱情欲望受挫而压抑忧郁者，可在表现以爱情为主线的创作、写诗、绘画、雕塑和音乐中使之升华。升华方法能使抑郁苦闷之情由害变利，使人的情志得以保健。

第八节 催眠调养

睡眠受中枢神经特定的物质的调节与控制，是大脑皮层抑制过程的扩散。医学实验发现，人体内有一种"睡眠素"和"睡眠因子"引起睡眠。睡眠是由各种行为及神经生理效应规定其特征的一种特定的失去意识的状态。医学和心理学用脑电波类型、新陈代谢过程、肌肉的状况、心率与呼吸率，以及有无重要的快速眼动来定义并刻画睡眠及其各个阶段的特征。睡眠作为一种休息，其质量高低与身心健康相关，睡眠质量高，休息得好，则精力充沛，思维清晰，身体舒适，反之则精神疲倦，身体困乏，不利于患者健康恢复。

一、诱导入眠方法

1. **存想入寐法** 每晚临睡之际，取侧卧位贴枕拥被，身形以自然、松弛、安稳为宜；然后静心敛神，排除杂念，待心神安宁之后，即存想一缕如黄金细线般的真气发自足踵，沿下肢内后侧足少阴肾经上行，过腰之后两侧上行的真气合二为一，由脊上行头顶，直至前发际，再一分为二，分绕两颞至耳前听会穴，然后相交于人中，分别环口唇而贯入下齿龈中，复合而为一，直下咽喉，入中脘，稍稍留置片刻不动，想象突然发出热气四股，青气入肝，分别下膝、臁、足背而直抵第三趾趾尖，再回折至涌泉、足踵处。一般失眠者行5~7遍，即可入睡；顽固者，行之10余遍，亦可进入梦乡。

2. **操纵入寐法** 是治疗入眠的良法。有操法和纵法。操法：集中意念于某一处，使心神敛聚而不松弛，通过入静的方式诱导入睡。曹庭栋列举了"贯想头顶""默数鼻息""反观丹田"等方法来排除纷至沓来的各种影响入睡的杂念，其实这是一种入静功。这种方法可收到断杂念、敛心神的入静效应，通过造成单调宁静而诱导入眠。纵法：任其思绪自由驰骋，以求身心轻松恬愉之境，既不必担忧无法入睡，也无须强求排除杂念或意守存想，即可逐渐产生朦胧睡意而入眠，此方法对精神过分紧张、心际时刻萦牵某事而无法释怀、以操法意念偏紧而久久不寐者尤为适宜。

3. **默念入寐法** 是自我暗示、诱导入寐、治疗失眠的有效方法。方法：入睡之前，取仰卧式，将全身肌肉放松，安置稳妥，然后微合双眼，呼吸轻柔自如，心中默念"松""静"二字：呼气时默念"松"字，同时想象全身松弛，骨节皆解，如浮于水面；吸气时默念"静"字，想象心中一片湛静，虚空无物。默念"松""静"二字时不可出声，只是存想于心中，并随着轻柔自然的呼吸一松一静，交替进行。本法无须意守，亦不必强求排除杂念，只需配合自然呼吸略作默想，即可由身形松弛而逐渐产生浓厚的睡意，安然入寐，《千金要方》提出治疗入眠的非药物治疗的原则是"凡眠，先卧心，后卧眼"，强调敛摄心神、自我暗示、诱导入静对于安然入睡有积极的心理治疗效应。

4. **按摩涌泉法** 涌泉是卫气夜间由阳入阴之处，睡觉前以一手握足，另一手摩擦涌泉穴，直至足心发热，再换另一侧涌泉摩擦至热，也可直擦至足心微似有汗。此法有滋肾水、健腰腿、增脑力等功效，可以治疗肾虚、足脚痿弱、神经衰弱、失眠等症。对顽固性失眠症，在运用暗示入眼法之前热摩涌泉穴有较好的疗效。以上诱导入眠法主要以治疗失眠症、神经衰弱及精神分裂症等某些精神性疾患，其中的存想、操纵、默念、摩涌泉等方法常年坚持不辍，具有良好的身心保健养生效果。

二、心理催眠方法

1. **催眠分析法** 催眠医生对处于催眠状态下的患者进行心理治疗，这种方法主张：患者在催眠状态下经医生诱导，回想已被"遗忘"的心理创作和心理压力，发掘深藏在潜意识中的各种心理矛盾，了解它的缘由和性质，然后进行分析、解释，帮助患者认识症状产生的根源和症结，从而达到治疗的目的。这种方法又称为催眠解释性心理治疗或催眠心理分析，具有一定的精神调节作用。

2. **催眠暗示法** 是施术者针对受术者的心理问题和疾病症状，

在催眠状态下使用能使受术者直接领悟和接受的暗示性指令，以取得治疗效果的暗示方法。是一种简易、快速、有速的对症治疗方法。例如，受术者因头痛接受催眠治疗时，施术者可在催眠状态下直接暗示："头痛已消失，头不痛了……"而无须分析解释就能收效。

3. 催眠象征法 利用催眠来引导患者解释其含情感象征意义的材料（如自己的梦的幻想），并以此促进心理治疗。开始时，治疗者采取指导性的姿态，训练患者催眠；之后治疗逐渐变成非指导性的，让患者自由地解释自己的梦，最后阶段治疗又变成指导性的，以便将象征或符号的意义与患者冲突的生活方式联系起来。治疗中的重点涉及患者的梦，特别是含有高度情绪色彩的梦的内容。在催眠条件下可使患者重新体验梦中的情感，从而获得心理矫正。

4. 催眠内省法 是一种对话式的心理催眠疗法，分3个阶段实施：第一阶段让患者坐在治疗室，鼓励患者谈自己的问题、思想活动和感受，治疗者倾听患者的诉说，帮助患者弄清主要问题；第二阶段让患者躺下，保持舒适的体位，合目、放松、不动，通过降低残留的紧张障碍来扩展自我的意识，进行内心对话；第三阶段通过相互诚恳的公开对话，患者可以克服恐惧和孤独感，坚持进行治疗，从而为患者消除冲突、情绪和态度等方面的重要问题，也为患者留下一些有关未来的成长方面的重要问题供其考虑。

第六章　修身养性保健法

第一节　房中养生

房事生活是一门有关性科学和养生保健及医疗卫生的学问，它不同于淫秽行为，是人的本能，是一种性文明。《天下至道谈》认为，饮食有利于生命的生存和健康，而色欲可能有损于人的健康与生命。因此，善于养生的人必须懂得在房事中遵循这一法度，才能从中得益。就世界范围而言，房中养生保健法是一种严肃而文明的标志，是人类脱离愚昧和野蛮而进化的表现。

一、房室活动是人伦之始

《黄帝内经》记载：阴阳者，天地之道也。宇宙间万事万物皆要以阴阳为法则来分析和认识，房室活动，即人们的性生活亦是如此。事实上，房室活动是阴阳整体观念的最好体现实例。东方古代哲学认为，男女、阴阳、天地，统成一体。

1. **房室活动乃阴阳之道**　道教很重视"阴阳之道"，不仅不把它看作"修行"的阻碍，而且将其看成重要的修炼方式之一。其主要目的在于保精、致气、还精、补脑。元代李鹏飞在《三元参赞延寿书》中说：男女居室，人之大伦，独阳不生，独阴不成，人道有不可废者。一阴一阳之谓道，偏阴偏阳之谓疾，男女相需好比是天地相合，若男女两者不合，则违背阴阳之道，犹"若春无秋，若冬无夏，因而合之，是谓圣度，圣人不绝和合之道"。《玉房秘诀》中亦谓：男女相成，犹天地相生，天地得交令之道，故无终竟之限。人失交接之道，故有夭折之渐，能避渐伤之事而得阴阳之道也。由此可见，房事生活本乎自然之道，这是养生延寿的重要内容之一，是健康长寿的基础。

2. 房室活动是人的本能 一向重视礼义道德的儒家代表人物孔夫子同样认为，男女关系是"人伦之始""五代之基"，人类的繁衍昌盛亦从男女阴阳规律而来。

人，作为社会化的动物，当然也就依靠这两大本能保存生命和继续生命。在人的所有生命冲动中，性欲是最基本、最原始的冲动。性冲动往往是不可遏制的，是本能反应。动物界往往出现雄性相争而相互残杀的现象，但人不同于其他动物，人类的性本能受人的社会性的制约，表现在他们身上的性本能已不仅仅是原始的、野蛮的，更多的则是他们作为社会的人，如果仅仅把自身简单地交给这种性本能的力量，而毫无自我控制和驾驭的力量，尤其不受道德、法律规范的约束，这样的人起码不算是性的自然属性和社会属性统一的完美的人。

二、房中养生的七损八益

《黄帝内经》曰：能知七损八益，则二者可调，不知用此，则早衰之节也。

1. 七损 《天下至道谈》记载：七损乃一闭，二泄，三竭，四勿，五烦，六绝，七费。一损是指性交时阴茎疼痛，精道不通，甚至无精可泻，称为内闭。二损指性交时大汗淋漓不止，即为阳气外泄。三损是性生活不加节制，交接无度，徒使精液虚耗，称为竭或衰朕。四损是交合时阳痿不举，故曰勿。五损指交合时呼吸急促，气喘吁吁，心中懊恼，神昏意乱，叫作烦。六损是在女方根本没有性冲动或性要求时，男方性情急躁，不善于等待，甚至态度粗暴，强行交合，这样的性生活自然极不协调，将会给女方带来很大痛苦，不仅损害其身心健康，还会影响胎孕的优劣，给下一代造成危害，因而叫作"绝"，意即陷入绝境。七损是指交合时急速图快，滥施泻泄，徒然耗散精气而已，所以叫作"费"。

2. 八益 八益指的是寓气功导引于两性交媾活动中。《天下至道谈》所谓"八益"是指：一治气，二致沫，三知时，四蓄气，五和沫，六积气，七持赢，八定顷。一益是指性交之前应先练气功导引，导气运行，使周身气血流畅，故曰"治气"。方法是早晨起床后静坐，要求脊柱挺直，臀部放松，呼吸 30 次使气沉于丹田。二益是指舌下含津液，不时吞服，可滋补身体；又指致其阴液，为交合时不可少者，因而叫作"治沫"。方法是饮食后使臀部下垂放松，挺直脊柱做提肛动作，使气机通畅。三益是指要善于掌握交合的时机，称为"知时"。方法是行房事活动前夫妻要嬉戏爱抚，使双方情意交融，从而引发性欲。四益即蓄养精气，做到强忍精液不泻。方法是性交时使脊柱松软，收敛肛门而导气，令聚前阴。五益是指上吞唾液，下有阴液渗润，双方在交合中非常协调。指性交时阴茎虽已勃起，但不要频繁急促地出入阴道，以缓和柔软的动作为宜。六益是说睡卧时性交，须待阴茎勃起坚硬，再择时插入阴道，而且要适可而止，不可精疲力竭，以便积蓄精气。七益是说交合之时留有余地，保持精气充盈，做到不伤元气，叫作"持赢"，即持盈。当夫妻性器官交合时，不宜摇动阴茎，但可敛气屏息，使气积于下阴部位，身形安静，待身体有热感，此时气血充盈。八益是说两性交合时，男方不要恋欢不止，要在阴茎萎软前退出阴道（活着出），称为"定顷"，即防止倾倒之意。

第二节　性保健法

一、修身养性

身体由健壮而逐渐衰老是一条必然的规律，在人体衰老过程中，性功能衰老往往出现较早。《养生方》指出，房室活动需要有法则，例如，不做力所不能及之事，勿大喜大乐，勿过度悲伤，勿饮食过饱。人的性器官都处于下身阴盛阳少的部位，在夫妻同房时临事仓促，未做相互嬉戏等身心准备动作以激发性欲，或未达到性兴奋程度，都有可能影响性功能。此外，由于人们平时忌讳谈及有关性医学知识和房事生活，有些人经常出现粗暴的性行为或无节制的房事生活，最终损害身体健康。所以，性器官"与身俱生而独先死（衰）"。因此，人们平时应注意保护性器官及其功能，吃有营养的食物，房事生活有法有度，讲究艺术，既不纵欲又行其乐，动而少泻保守真气。这是从古至今经典的性保健经验。

二、房事禁忌

房事不仅有节制，而且有所禁忌。《千金要方》指出：每月弦望悔朔（月圆与月没），大雨、大雾、大寒、大暑、雷电霹雳，日月薄蚀，虹霓地动时勿同房。大醉入房，气竭肝伤。在灯光下交合是终身禁忌；在愤怒中行房，会使精虚气衰而生痈疽；在恐惧中行房，会使阴阳失调而发生厥冷、自汗、盗汗，并积而成劳；长途跋涉后自感困倦时行房，会引起虚痨病；妇女月经未净而交合，可发生白癜风；风寒入里行房，会导致身面萎黄、疲乏而无生育能力；外伤发疮未愈行房，可扰动血气，使伤口败坏难愈；强忍小便行房，会导致淋病、阴茎疼痛，面无血色，甚则膀胱胀而发生急腹症；疾病初愈行房，或自恃年轻贪色，房事无节制，补药难常进，如此下去影响寿命。无油之灯必灭，无髓之人必死，这是自然规律。

三、性健康新观念

世界卫生组织提出：性健康是指具有性欲的人在躯体、感情、知识、信念、行为和社会交往上健康的总和，它表达为积极健全的人格、丰富和成熟的人际交往、坦诚与坚贞的爱情和夫妻关系。研究发现，性爱对人体有以下益处。

1. 缓解精神压力　人类性爱研究专家威尔逊指出，在进行性爱的过程中，人体荷尔蒙的释放能舒缓紧张、减轻压力。

2. 帮助入睡　性爱时身体上的努力和情绪上的高涨会引导你进入梦乡。肌肉在兴奋时紧张，并在事后恢复松弛，这个过程有助于休息和睡眠。

3. 提高自信心　定期的性生活表示夫妻双方恩爱，性爱时易于达到高潮会让人觉得自己更有吸引力，提高自信心。

4. 改变外观　性爱时的刺激和运动会导致肾上腺素释放，后者可提高皮肤的透明度，使其看起来明亮透彻一些，人也显得漂亮。

5. 调节夫妻感情　夫妻之间可以通过性爱相互沟通，性生活和谐会使夫妻恩爱，感情和睦。

6. 舒缓痛经　交合时所释放的荷尔蒙能缓解女性痛经。

7. 改善血液循环　性爱使人心率加快、血压升高，可使心血管系统达到良好的运动量。偶尔心跳加速不会有任何坏处，这是舒展心血管系统的另一种方法。

8. 有助于稳定体重　有调查显示，一个热烈的接吻燃烧 12 cal 的热量，而 10 min 的爱抚也可燃烧 50 cal 的热量。即使最迟缓的性交，也可每小时燃烧 200 cal 的热量。

9. 延年益寿　有证据表明，婚姻美满的人较单身和离异的人更长寿，这与性生活和谐有很大关系。

第七章　文娱养生保健法

文娱养生保健方式有两种，一是眼观、耳听的欣赏性文艺活动；二是亲自参加的某些娱乐性活动。健康的文艺活动不仅可以养生保健，同时具有治疗和教育等作用。

第一节　音　乐

音乐对人体的影响自古有之。西汉名将韩信兵困项羽于江东，两军对峙，久攻不下，张良一支笛箫吹出楚国民曲，令远征的楚军归心似箭、士气低落，从心理上土崩瓦解，最后一举将楚军歼灭，就是利用了音乐攻心的战术。

现代医学研究证实，和谐悦耳的音乐令人心平气和，精神放松，血压平稳，机体的免疫功能增强，神经内分泌功能协调，身体健康。杂乱无章的音乐和刺激性噪声令人心烦意乱，精神紧张，血压升高，免疫功能下降，肾上腺素分泌水平增高，因而易患感冒等疾病。

一、纯自然音乐

如潺潺流水、鸟语、蝉鸣、风声、雨声等，其声音多美妙中听，有益人身心，给人们健康带来福音。《黄帝内经》记载："天有五音，人有五脏……此人与天地相参。"所以古代养生家好居山林清静之地，修身养性，接受自然音乐。对生活在噪声污染严重的环境中的人来说，听听自然音乐，会使人们希望回归自然，产生返璞归真的心理需要。

1. 雨声催眠　沙沙的雨声，叮当的房檐雨滴声，淅沥淅沥的春雨声，对于失眠患者、精神亢奋者、情绪烦躁者康复均有助益。

2. 鹦鹉乐志　鹦鹉学舌，或模仿某种场面的声音，使人欢快，并有吸引力，对情志抑郁、注意力不集中、生活乐趣淡漠的人有益处。

3. 林鸟乐鸣　山林中有些鸟其声欢快，有哨音者，犹如排队走步时之哨声响，疲惫之人闻之往往会精神振奋，这对身心劳瘁的患者或劳累之人都有良好的鼓舞振奋作用。

4. 蛙声畅志　世界上蛙类众多，其中有一种声似古琴的"琴蛙"，其声能使人畅志抒怀，对精神障碍患者、慢性身心病患者的康复有益。

5. 雷声明目惊心　传统医学史料中有雷声使失明人复明的案例。《杏轩医案》中记述了一中暑惊风的小儿奄奄待毙之时，忽然雷声骤响，小儿苏醒，热平惊走，恢复如愈。

二、模拟自然音乐

（1）古琴曲《流水》，以音乐语音描绘模仿了山涧流水汇聚成川的自然景象，适合于情志忧郁症、狂躁症、更年期综合征、老年孤独心理患者。

（2）南朝梁丘明所传之《幽兰》，描述的是深山幽谷中葱郁馥香的兰花，曲调清丽委婉，适合于治疗失眠、高血压、狂躁等症。另外，该曲高雅，可陶冶人的情志，涵养德行。

（3）古琴曲《黄莺吟》，描述了黄莺在花间穿梭飞舞的欢快情景，适合于心情沉重、心境不快的人，可用来消愁解闷。

（4）《百鸟朝凤》，以唢呐吹奏，表现百鸟欢乐的争鸣场面，给人以心里调适、消除顾虑、乐观面向现实、主动克服困难的勇气与力量。

（5）贝多芬的《第六交响乐》，是反映田园风光的，对神经衰弱者的康复有积极作用。

三、养生保健音乐

实践证明，音乐可调节大脑神经功能，使大脑兴奋与抑制过程趋于平衡；还可降低血压、促进消化功能、迅速消除疲劳而安眠。甚至对胎儿的生长发育（胎教）也有益处。

1. 振奋精神的乐曲 《娱乐生平》《步步高》《狂欢》《金蛇狂舞》《秦腔随想曲》《丰收锣鼓》等。

2. 有镇定作用的乐曲 《春江花月夜》《塞上曲》《平沙落雁》《仙女牧羊》《小桃红》《永寿安》等。

3. 舒心畅怀、欢乐气氛的乐曲 《江南好》《春风得意》《扬鞭催马送粮忙》《小开门》等。

4. 除烦解郁的乐曲 《春天来了》《喜洋洋》《啊！莫愁莫愁》《大开门》《点花天》《开柜箱》《跳门槛》《钻烟洞》，以及西贝柳斯的《悲伤圆舞曲》等。

5. 增进食欲的乐曲 《欢乐舞曲》《花好月圆》《寿宴开》《画眉序》等。

6. 消除疲劳的乐曲 《锦上花》《假日的海滩》《矫健的步伐》《进行曲》，以及海顿的组曲《水上音乐》等。

7. 便秘患者可选听的乐曲 莫扎特的《小步舞曲》、肖邦的《马祖卡舞曲》等。

8. 头痛患者可选听的舞曲 《一个美国人在巴黎》、贝多芬的《A大调抒情小乐曲》等。

9. 癔病患者可选听的乐曲 贝多芬的《田园交响曲》、门德尔松的《仲夏夜之梦》《安代歌曲》等。

10. 神经衰弱及失眠患者可选听的乐曲 李斯特的《匈牙利狂想曲》《卡门小组曲》；临睡前宜听《二泉映月》《平湖秋月》《军港之夜》《银河会》《摇篮曲》，以及巴赫的《戈登堡变奏曲》等。

四、音乐疗法

音乐疗法特别重视选合适的曲目，犹如对症下药一般。播放音乐时，必须注意音量的大小，通常以 40~60 分贝最为合适。音乐疗法主要用来陶冶心灵、调节情绪、益智养生、促进记忆、延年益寿等。

第二节 歌 舞

一、民族舞蹈的艺术美

舞蹈艺术的美学要素依据欣赏者的不同角度、感觉和认识有所差异，一般说来，主要有 3 个方面：情感美、韵律美、雕塑美。

1. 情感美 当代舞蹈双人舞《两棵树》，取材于自然界的相思树和夫妻树。舞蹈家把人间的深情赋予这两棵树，使它们人格化，表现了青年男女对纯真爱情的追求。强烈的人体动律情绪化，使观众受到了舞蹈艺术的巨大感染，从而唤起了人们对真挚爱情的赞美和向往。人们不仅在欣赏这些舞蹈的本身，同时也在想象每个动作组合所要表达的生命意义和生活追求。

2. 韵律美 古今中外的优秀舞蹈都以其优美的人体旋律令人赏心悦目。我国古代的壁画特别是敦煌的"飞天"，以其绝妙的想象，表现了中国古典舞蹈的人体动律美。以敦煌艺术为素材创作的舞剧《丝路花雨》，更是一座座线条优美而流动着的雕塑群像，画中人飞在了舞台上，以其美轮美奂而独特的东方韵律和造型轰动了整个世界。

3. 雕塑美 音乐是时间艺术，而舞蹈是空间艺术。舞蹈在造型上富于雕塑性。人们在欣赏舞蹈韵律美的同时，也在欣赏其雕塑美。舞蹈艺术家们在创作舞蹈作品时，总是把每个瞬间造成一个一个的造型形象，这种节奏化、动律化的雕塑连接成一个个完整的舞蹈画面，令人久久难忘。

二、歌咏对心理的影响与康复功能

1. 歌咏畅志、通行气血 歌咏者通过物声、抒情、表意、唱词，本身就是对身心的良性调节。爱唱歌者多身心健康。歌唱演员个个都那么精神饱满，形体矫健，也说明了这个问题。

2. 抒发情怀，健康身心　①解除忧郁。人体的气机不畅，往往使情志忧郁，产生身体上和心理上的功能失调乃至器质性病变。歌咏对此则有其独特的保健和康复功效。②以歌制情。以欢乐可驱走心灵的不乐，疏散郁结，培养良好精神状况，寄托情思，怀旧念友。喜乐本身就是对惆怅和缠绵心理的冲淡。

3. 辅助气功修炼　气功健身益智的作用是肯定的。许多功法练习时都有背景音乐和歌咏。以歌咏和发声来助练功的效果。①歌咏与气功有相辅相成之功效，歌咏时的气沉丹田与气功殊途同归。②啸咏出高功。既能使顽疾康复，又增强了御寒之力。③长啸引和法。即以啸咏配合导引而达到养生保健目的。

三、歌咏养生保健法

呼吸系统疾患的歌咏法：①哮喘病，这是常见多发病，以慢性支气管炎、老年性慢性支气管炎患者最常见。②咽喉病。通过练习歌咏，使人的咽峡、喉咙、声带、扁桃体、舌、软腭，甚至鼻腔部肌肉、神经都得到锻炼，这对慢性咽炎、梅核气、软腭松弛症、咽喉部手术后疤痕后遗症、扁桃体手术后患者的康复，都是有好处的。③矫正口吃。采用歌咏法矫正很有效，当然歌曲词调要轻松缓慢为宜，开始不宜用快节奏歌曲。④鼾症。睡觉时，如一人鼾声如雷，另一人便无法入睡了。唱歌就有助于治疗打鼾。

第三节　文　娱

一、游戏养生保健法

1. 游戏　游戏娱乐，本是人类的天性，在历史的"童年时代"和人类的童年时代尤为突出明显。

（1）自然游戏：是人欣赏自然声物的活动，或参与游戏的娱乐形式。①观鹦鹉学舌，斗鸡以决胜负。②斗促织（蟋蟀），可使人心平气和，调畅情志，增进注意力。③观鱼，即欣赏金鱼及其活动。消除烦恼，陶冶情操，使人身心功能趋于正常，可用于神经衰弱、高血压患者的保健。

（2）玩具：玩具有增进智力的识字钟、益智盆、绘画板、积木、拼板、魔方等，有满足好奇好玩心理的动物、刀枪等玩具。现代的新型大型玩具不胜枚举。这不仅对小孩而且对成人有时也有游乐作用。

2. 文体活动

（1）弈棋：棋的种类颇多，除围棋、象棋之外，还有跳棋、康复棋、军棋等，民间的"摆四方""爬山"等棋类活动，也基本属于此类。下棋是斗智斗勇、寓乐趣于棋中的事。

（2）打扑克牌：玩法有桥牌、百分、争上游、五八王等，比麻将玩起来更有乐趣，老少都可参与。据调查所知，神经衰弱、更年期综合征、抑郁症患者玩扑克牌，对康复有益。

（3）放风筝：据报道，放风筝对抑郁症、神经衰弱、近视等视力减退、动脉硬化甚至癌症患者有保健养生的作用。

（4）骑射：对锻炼人的平衡力、灵活性、准确性动作，扩大心肺功能和脑功能有益处。

（5）垂钓：相传周朝的姜太公曾在潘溪稳坐钓鱼台，古代有关垂钓的诗文书画颇多，垂钓对人的体力和脑力有独特的锻炼作用。

（6）秋千：古代称"秋迁"，意思是用手揪着皮绳迁荡。至汉武帝时更名为秋千。秋千之俗，在许多民族中都是传统的文体项目。

二、书法与养生

人是有生命的。所谓生命，可以概括地理解为生理与心理（即肉体与精神）的依存，二者缺一不可。没有肉体，精神无以寄托，生命就不存在；只有肉体缺乏精神，生命也难以延续下去。实践证明，书法作为一门艺术，对于人的健康长寿有一定作用。

人活七十古来稀，而历代书法家却有很多活了 80~90 岁高龄。例如，颜真卿寿至 76 岁，柳公权 87 岁，欧阳询 84 岁，文徵明 89

岁，梁同书 92 岁。

三、书画延年益寿

书画延年的说法由来已久。古代亦多有以书画健身强体的名家名言。苏东坡云：明窗净几，笔砚纸墨，皆极精良，亦自是人生一乐。陆游有诗曰：一笑玩笔砚，病体方知轻。经常习书作画，就能有真乐，就能祛病延年。

四、画界"五君子"与健康

用传统国画之法画"五君子"——梅、兰、竹、菊、松，相当于中国传统医学上的五剂处方，可收到养心、安神、明目、理气、宽中、调理脾胃、增进饮食、乐以忘忧、健康长寿的疗效。

第八章　沐浴养生保健法

狭义的沐浴即指水浴洗澡。广义的沐浴养生保健法系指利用水、日光、空气、泥沙等自然保健因子，通过沐浴以防病健身的方法。

第一节　矿泉浴

矿泉是一种由地下深处用自然或人工钻孔的方法而取得的含有一定量矿物质的地下水，由于历来用于保健作用的泉水绝大部分都有一定的温度，故目前欧美及日本等许多国家通称之为温泉。亦有认为矿泉与温泉是不同的概念，温泉是依泉水的温度来划分，有温泉与冷泉。矿泉是以泉水中的矿化度而分为矿泉或非矿泉。所以温泉不一定皆是矿泉，反之矿泉亦不皆是温泉。

一、矿泉的命名和分类

目前，世界各国对矿泉分类的方法和标准并不完全一致。但是，一般均按矿泉水中含有的主要化学成分、温度、酸碱度及渗透压等的不同进行分类。

1. **矿泉的命名**　是根据矿泉水中某种成分达到了规定浓度标准而定的，如硫酸钠泉、铁泉、硫化氢泉等。若矿泉水中有两种或两种以上化学成分达到了所规定的浓度标准，则以两种或两种以上化学成分的名称命名，如硫酸镁泉，以及含溴、硫化氢的氯化钠泉等。一般以最主要的化学成分放在最后，作为该矿泉名称的主体。如果水中含有的主要成分是放射性物质，且达到规定标准，就以该放射元素命名，如氡泉等。若矿泉水中各种化学成分均未达到规定标准，而温度达 34 ℃以上，可称为淡泉，也叫单纯温泉。因此，按所含成分分类是矿泉的主要分类方法。它不仅决定了矿泉的命名，也决定了矿泉水的性质和医疗价值。

2. 矿泉的分类 温度是矿泉水的重要物理性状之一，除淡温泉外，根据矿水温度的不同，将矿泉分为 5 类：冷泉（25 ℃以下），微温泉（25~33 ℃），温泉（34~37 ℃），热泉（38~42 ℃），高热泉（43 ℃以上）。

按渗透压不同分类：低渗泉：可溶性固体在 1~8 g/L；等渗泉：可溶性固体在 8~10 g/L；高渗泉：可溶性固体在 10 g/L 以上。

按酸碱度不同分类：在泉源处测 pH 时，可根据它的反应分为 7 类：强酸性泉（pH < 2），酸性泉（pH 2~4），弱酸性泉（pH 4~6），中性泉（pH 6~7.5），弱碱性泉（pH 7.5~8.5），碱性泉（pH 8.5~10），强碱性泉（pH ≥ 10）。

按矿化度不同分类：所谓矿化度，是指水中所含的离子、分子和各种化合物（不包括气体）的总量。它说明矿水中溶解矿物盐的多少。但是，一般淡水也含有矿物盐，为了便于将矿水与淡水区别，通常以每升水中所含的总矿物量为两者的分界线：淡水总矿物量 < 1 g/L，矿水总矿物量 > 1 g/L。

二、矿泉的保健机制

1. 特异性化学作用 沐浴时矿泉的某些化学物质，可经皮肤进入体内，如铁、铜、锰、碘等微量元素均可经皮肤吸收。有些不能经皮肤吸收的，则是附着在皮肤表面，形成有医疗作用的"生物薄膜"而发挥作用，或者刺激皮肤感受器，反射性的对机体发生某些调节作用。有些气体成分和挥发物质可经呼吸道进入体内，如氡、二氧化碳、硫化氢等，这些物质是脂溶性的，既能通过皮肤进入体内，又可将其挥发部分经呼吸道吸入。

2. 非特异性物理作用 温浴疗法的功效主要有 4 项，即温热效果、静水压效果、松弛效果及清洁效果。值得注意的是前面两种效果，即温热效果和静水压效果。温热效果是指水的热量可以提高细胞的活性，促进血液循环，抑制亢奋。它既可以改善新陈代谢，提高身体活力,又能起到镇定心神的作用。静水压效果包括浮力作用和压力作用,水的静压是周围的水对在水平面以下的人体所施加的压力。因此,矿泉浴可促进炎症吸收,消除肿胀,经常进行矿泉浴有利于提高心肺功能。

三、矿泉浴的方法

矿泉浴在治疗某些慢性疾病和养生保健方面,简单易行,舒适实用,有其独到的作用。浴法是矿泉疗法中最常见的形式,根据矿泉的性质及疾病与患者体质的不同又有不同的浴法。

1. 浸浴 矿泉浸浴是应用最广泛的一种方法,可以在浴盆或浴池中进行。又分为全身浸浴和局部浸浴。

(1)全身浸浴:全身浸浴是矿泉浴最常用的方法,使人体充分接触矿泉水,从而产生显著的生物效应。浸浴时多采用半卧位,浴者要仰卧浸泡在浴盆或浴池中,头颈部和前胸部露出水面,水面不超过乳头水平,以免影响呼吸和心脏功能。部分浴者亦可采用坐位浸浴,除头颈部外,全身浸于水中,坐式浸浴多适于体质较好的浴者。全身浸浴根据水温不同又分为以下几种。

1)低温浴:水温 35 ~ 37 ℃,每次 20 ~ 40 min。低温浴对循环呼吸功能影响小而皮肤吸收化学物质较多。有明显镇静作用,适宜于年老体弱者、心、脑、周围血管功能欠佳患者及神经衰弱患者。另有罗斯福氏浴法,即持续浴和按摩浴的混合疗法。温度 35 ~ 37 ℃,每次 1 ~ 2 h。因微温持续浴能镇静神经和抑制各种刺激,浴中按摩能改善皮肤肌肉血液循环,具有良好的放松保健作用。

2)中温浴:水温 38 ~ 40 ℃,每次 15 ~ 30 min。中温浴是最常用的全身浸浴,对机体的刺激温和舒适。可提高神经系统的兴奋性,改善血液循环,引起周围血管扩张,减低肌肉张力,缓解痉挛和疼痛,适应证较广泛。

3)高温浴:水温 41 ~ 43 ℃,每次 10 ~ 15 min。高温浴对机体的刺激较强,对神经的兴奋作用显著,可明显加快血液循环,增强新陈代谢,有良好的消炎止痛作用。对治疗牛皮癣、神经性皮炎、慢性湿疹等皮肤病和各类运动系统疾病效果较好。但因其对心脏血管负担较大，故年老体弱和心血功能不全者应用时须慎重。

（2）局部浸浴：根据患者的部位和患者的体质情况，在不能或不宜进行全身浸浴时，可采用不同的局部浸浴。

1）半身浸浴：浴者坐在浴池或浴盆里，半身浸入水中。水温38~40 ℃，每次15~20 min。半身浸浴时矿泉水主要作用于下半身，全身性反应较小，此时机体上下不同的刺激有调整自主神经的作用。

2）坐浴：这是常用的一种水浴疗法。坐浴时仅下腰部、臀部、大腿根部、会阴部浸于矿泉水中，除有清洁会阴作用外，还能改善盆腔及会阴部的血液循环，对直肠、肛门、膀胱生殖器炎症和痔疮等都有良好的治疗作用。中温浴还有镇静和改善睡眠作用。高温浴有缓解痉挛、消除疼痛、促进盆腔炎症吸收消散的作用。坐浴一般10~15 min。

3）手臂浴：把手及前臂浸在矿泉水内，水温41~43 ℃，每次10~15 min。此方法能反射性地调节循环呼吸功能，对缓解支气管炎、心绞痛、支气管哮喘有一定帮助。

4）足浴：双足浸于矿泉水中，水温41~43 ℃，每次10~15 min。足浴有促进血液循环和清热泻火作用，又能调节自主神经功能。适宜于早期高血压、头痛、目赤等症，睡前浴又有良好的镇静作用。

2. 淋浴　淋浴干净卫生，省水，节约矿泉资源，便于操作。由于淋浴过程中矿泉中含有的气体大量逸散，矿泉水与皮肤接触时间短暂，又无浸浴时的浮力、压力作用，其医疗保健作用不及浸浴。但对一些传染性疾病、妇女经期等不宜浸浴者，亦可应用。

3. 水中运动浴　矿泉水中运动浴即在水中进行各种体育锻炼，特点：有浸浴和医疗体育的综合作用。包括主动运动和被动运动。主动运动有体操、游泳、水球及单、双杠等；被动运动是在医务人员的帮助下，进行肢体和关节的功能锻炼，水中推拿亦属被动运动类。

4. 机械水浴　机械水浴是用机械加压的方法使矿泉水发生各种流动，以增加矿泉水对人体的机械刺激的浴疗方法。

（1）气泡水浴：在洗浴的同时，通过发泡板向水中施加一定压力、温度及气体束，使浴池中的水形成大面积成串的水泡和水花，对人体各部位肌肤进行不同层次的冲击、吸附和按摩，使受浴者如同置身于喷泉的浪花之中，在舒适、自然的乐趣之中，达到健身和治疗疾病的目的。这种水疗法不仅对运动系统疾病的康复有很好的治疗作用，对运动员、演员迅速解除疲劳、恢复体力也有明显的效果。

（2）波浪浴和旋涡浴：用机械的方法使浴盆中的水不断地发生规则和不规则的运动，而产生波浪和涡流。一般矿泉水的入口在浴池底部，出口在浴池上部，可保持池水清洁。此类浴疗可增加矿泉水对人体的刺激，有利于偏瘫、肢体活动受限患者的恢复，也有利于放松和减肥。

（3）加压喷射浴：一般由医务人员操作。令患者脱衣后，立于操纵台前 $2.5 \sim 3$ m 处，背向操纵台，施术前用水枪向浴者喷射密集加压矿泉水。喷射顺序：先从肩背部开始，向下至足，水柱要不断地移动，均匀地喷射。然后再侧面，再胸部到下肢，一般 2 min 即可完成。该法适宜于肥胖症、神经麻痹、肌肉萎缩及健身保健。

（4）各种喷淋浴：如雨样浴、雾样浴、周围浴、上行浴等，其机制同上所述。根据需要选用，适于不同部位运动系统疾病及健美。

（5）矿泉水穴位冲击疗法：其特点是具有针刺穴位的作用，但免受针刺之苦。具体选穴要在医生的指导下进行。

四、各类矿泉的作用和适应证

1. 氡泉　氡本身是一种惰性气体，性质稳定，质量比空气重，易溶于水和脂肪中，其溶解度与水温关系密切，水温越高越容易从水中逸出。为了减少其逸出，浴疗时供水最好采用涌泉方式，尽量避免水花飞溅。氡的半衰期为 3.825 天，30 天以后氡及子代产物的放射性几乎完全消失，所以氡泉浴不易产生放射病。

（1）养生和抗衰老：氡泉浴有兴奋性腺作用，改善卵巢功能。对男性早衰，可增进恢复生殖功能。近期研究表明，氡泉浴能增加肾上腺皮质和提高人体抗氧化酶的作用，加之氡泉本身作用柔和、易于接受，对老年人的养生保健、防病健身极有补益。

（2）心血管疾病：氡泉浴能调节血管的舒缩功能，使皮肤内产生血管性物质，分别兴奋 α 受体及 β 受体。初浴时皮肤血管收缩，继则扩张。氡进入体内也有扩张血管作用，可能与兴奋 β 受体有关。对心律和血压有双向调节作用，使心动过速者心跳减慢，心动过缓者心跳加快，对早期高血压患者浴后降压显著，低血压患者浴后血压往往升高。同时还有改善微循环，降低胆固醇的作用。可用于治疗早期高血压、早期动脉硬化、慢性心肌供血不足、轻度心律失常等，也适于心肌炎恢复期患者。

（3）神经系统疾病：氡泉浴对中枢神经有抑制作用，产生镇静、止痛和催眠作用。使兴奋与抑制的相互关系趋于平衡。对自主神经系统有良好的调节作用，尤以自主神经功能紊乱疗效更为明显。可用以治疗神经症、神经炎、神经痛等。

（4）内分泌与代谢疾病：氡泉浴能促进糖类、蛋白质、脂肪代谢过程，使糖尿病患者血糖、尿糖减少、高脂血患者血中胆固醇含量减少、痛风患者嘌呤和尿酸排出量均增加，对内分泌有良好的影响，对性腺功能有一定的促进和调整作用。可用以治疗糖尿病、痛风、高脂血症及月经不调、更年期综合征等妇科疾病。

（5）风湿性疾病：氡泉浴能使风湿性关节炎患者总氮和尿素排出增多，血沉变慢，提高细胞免疫功能。对关节和肌肉疾病可促进局部血液循环，解除痉挛，对知觉神经有镇静作用。可用于风湿性关节炎、类风湿性关节炎、强直性脊柱炎、骨关节炎、风湿性肌痛、脊柱相关疾病等多种风湿疾病。

2. 碳酸泉　碳酸泉亦称二氧化碳（CO_2）泉。其碳酸气含量超过 1 g/L 时，可称为碳酸泉。单纯碳酸泉属紧张性矿泉。因温度增高会使二氧化碳逸散，所以多为冷泉，高温的很少。碳酸泉的医疗作用亦具有悠久的历史，在心血管病方面的应用最为广泛。

（1）对心血管的作用：碳酸泉浴时，外周血管扩张，阻力减少、静脉血回流增加，消除瘀血症状，减轻了心脏前负荷，心脏排血量增加，使全身血液循环得到改善。浴后血液中碳酸气浓度下降，静脉张力也随之下降，血液存积在静脉中，而使血液循环量减少，减轻了心脏负荷，对心脏功能既有保护作用，又有锻炼作用，还可以降低或调节血压。可用于治疗代偿功能尚好的心脏瓣膜病、Ⅰ～Ⅱ期高血压病、慢性心肌炎、早期动脉硬化、雷诺综合征、脑血栓后遗症等。

（2）对皮肤的特异性刺激作用：碳酸泉浴时，首先接受二氧化碳刺激的是皮肤。无数游离的二氧化碳小气泡附着于皮肤表面，形成一层气体膜。故碳酸泉浴又有"气泡浴"之称。这种小气泡不断离开皮肤表面并为新的气泡代替，故入浴时常有温暖和解痒的感觉。由于碳酸气属不良导体，阻止体温的散发，又减弱了浸浴时水温的刺激，所以在较低温度下洗浴也不感到冷。二氧化碳除对皮肤末梢感受器有刺激作用外，同时以 30 mL/min 的吸收速度经皮肤吸收到体内，刺激血管引起毛细血管扩张，皮肤潮红，改善皮肤血液循环，增强新陈代谢和抗病能力，促进皮肤病变的消除。可用于治疗慢性湿疹、冻疮、神经性皮炎、结节性红斑、下肢溃疡、痒疹等多种皮肤疾病。

（3）调节呼吸中枢和酸碱平衡的作用：进入体内的碳酸气体使呼吸变慢变深，改善了肺通气功能，同时也增加了静脉血的回流，促进了血液循环，气体代谢加强使呼吸商增高，是其他矿泉浴所不曾见到的。血液中碳酸气可使缓冲系统发生改变、氢离子增加。而氢离子增加可刺激肺通气量增加，加快碳酸气的排出，碳酸气减少后游离的氢离子又呈结合状态，对稳定血管疾病的酸碱平衡有重要意义。

（4）对中枢神经系统的兴奋作用：碳酸泉浴有兴奋中枢神经系统的作用，尤其是对于不感温的碳酸泉浴更为明显，表现为欣快、精神振作、血压升高等。可用于抑郁型神经症的治疗。而神经兴奋性增高的患者不易耐受。

3. 硫化氢泉　硫化氢泉的主要成分是硫化氢（H_2S），亦含有其他硫化物，含硫总量在 2 mg/L 以上的矿泉可称为硫化氢泉，亦可称为"硫黄泉"。走近温泉即可闻到臭蛋气味，泉水如遇银器，立即使之变成黑色。根据硫化氢浓度不同，分为低浓度泉（＜50 mg/L）、中浓度泉（50～100 mg/L）、高浓度泉（＞100 mg/L）3 种。我国台湾硫化氢泉最多，达 30 余处；云南腾冲、山西忻县奇村、山东即墨及北京人工矿泉都是含硫化氢矿泉。其主要作用和适应证如下。

（1）对皮肤的作用：硫化氢首先对皮肤产生直接刺激，并在皮肤上形成硫化碱，软化溶解角质，同时改善皮肤的微循环，使皮肤组织氧化代谢加快，营养改善，过敏性下降，抵抗力增强，促进炎症消散，助长肉芽和上皮细胞再生。硫化氢进入皮肤后，刺激了皮肤内神经末梢和血管壁的内感受器，使皮肤产生组织胺等物质，通过神经反射和体液途径，使皮肤血管高度扩张充血，皮肤功能改善，营养代谢状态好转。硫化氢本身的灭菌杀虫止痒作用，可用于对疖疮、慢性湿疹、慢性荨麻疹、痤疮、神经性皮炎、牛皮癣、硬皮病等的疗养。

（2）对关节的作用：硫化氢泉浴可以刺激关节周围的皮肤和结缔组织，改善关节周围的血液循环和关节软骨硫的代谢，促进关节浸润物的吸收，缓解关节韧带的紧张，从而起到消炎止痛、恢复关节功能的作用。主要用于治疗慢性关节炎症的软组织劳损。

（3）对心血管系统的作用：与碳酸泉浴作用相似，可引起外周血管扩张等一系列生理变化。有利于调整血压，改善血液循环，增强心血管功能。可用于治疗早期高血压和动脉硬化、轻度心瓣膜病等，以及心肌炎恢复期患者。

（4）对神经系统的作用：硫化氢泉浴对中枢神经和周围神经均有一定作用。对中枢神经系统一般表现为兴奋作用；对周围神经有解除神经功能障碍和促进神经再生的作用。故可用于治疗神经损伤、神经炎及神经性瘫痪等。

注意：硫化氢是一种神经性毒物，如果洗浴时浓度过高或水温过高，都可以引起不良反应，产生头痛、眩晕、心悸、皮肤瘙痒、局部疼痛加重等中毒症状。要注意浴池应通风良好，一次洗浴不宜超过 20 min。对心血管和神经系统疾病可低浓度、低温度、短时间治疗。

4. 氯化钠泉　氯化钠泉又称为食盐泉，多与硫酸盐、重碳酸盐、溴盐和碳酸气等共存。是常见矿泉之一。我国辽宁兴城、山东威海、河北平山、广东中山和山西的温泉都是著名的氯化钠矿泉。其主要作用和适应证如下。

（1）保健作用：能改善身体素质，对老人及虚弱体质有持续良好的效果。

（2）镇静作用：能抑制神经兴奋，调整自主神经功能。对于神经炎、神经痛有效。

（3）对皮肤作用：能引起皮肤血管扩张，改善血液循环，增加汗腺及皮脂腺的分泌，促进炎症渗出的吸收，加速组织新生，并有消炎脱敏作用。可用于各种过敏性皮肤病、创伤、疖肿、痔疮等。

（4）对关节作用：高浓度氯化钠泉比重高、浮力大，浸浴时配合水中运动，可缓解风湿病引起的关节或肌肉疼痛，软化疤痕组织，缓解肌腱挛缩，有利于改善关节活动功能。

（5）氯化钠泉浴还有促进代谢、减低血糖、调整内分泌功能等作用。可用于糖尿病、痛风、肥胖等。

5. 淡泉　淡泉是指矿化度小于 1 g/L，各种活性离子、气体或放射性元素的含量都没有达到规定标准，而温度在 34 ℃以上的矿泉。又称之为单纯温泉。淡泉是世界上最常见的一种矿泉。对人体全身状态有良好的影响，这种影响对老人尤为显著，有"返老还童"泉之称。

此外，还有铁泉、碘泉、溴泉、砷泉、硅酸泉、重碳酸盐泉、硫酸盐泉等。

五、矿泉浴反应与注意事项

1. 矿泉浴反应　矿泉浴反应系指由于浴用矿泉而出现的全身不适和局部症状加剧的现象。亦有人称之为矿泉中毒。据调查矿泉浴反应一般发生在开始洗浴第一周内，第 3 至第 5 天最多见，也有进入第二周才发生反应的。

全身反应的主要症状是疲劳乏力、精神不安、头晕心悸、头痛发热、腹胀吐泻、食欲不振、失眠不寐、血压增高，甚则出现虚脱等。局部反应主要是病灶局部疼痛加重，肿胀发热，活动受限，皮肤病患者则皮疹加重、瘙痒明显等。

矿泉浴反应较轻时，可以不必中断治疗，待数日后症状会自行消失。反应明显时，可以暂时停浴 1～2 日，或者隔日 1 次，缩短浸浴时间，使肌体逐渐适应。亦有报道使用肾上腺皮质激素和维生素 C 可以迅速改善症状。

2. 矿泉浴的注意事项　矿泉浴不同于一般沐浴，矿泉的选择、浴疗时间、温度、疗程要因人而异，才能起到最佳的医疗保健作用。因此，通常需要在医生的指导下进行。

第二节　蒸汽浴

蒸汽浴是利用热蒸汽熏蒸体表，以达到健身祛病的养生保健法。也包括药液的热蒸汽对人体的沐浴。不少国家把蒸汽俗称作"桑拿浴"。根据浴室空气温度和相对湿度等差异，可分为湿热蒸汽浴、干热蒸汽浴和药物蒸汽浴 3 种。湿热蒸汽浴浴室气温为 40～50 ℃，相对湿度较高甚至可达 100%，俄罗斯浴、日本浴属此类型；干热蒸汽浴如芬兰浴、罗马浴，浴室温度较高，可达 80 ℃，相对湿度较低，约为 20%～40%；在中国，蒸汽浴是一种历史悠久的传统保健方法。通常采用含有药物的水蒸气熏蒸体表，是一种药物蒸汽浴。

一、湿热蒸汽浴

湿热蒸汽浴是指在一间具有特殊结构的房屋里将蒸汽加热，人在弥漫的蒸汽里沐浴。目前国际上标准蒸汽浴室设施包括以下几个部分：候浴厅、更衣室、淋浴室、木质结构的蒸汽浴室、降温室、休息室，有的还设按摩室等。

1. 作用机制　湿热蒸汽浴时，人体处于高温与近饱和湿度的蒸汽浴室内，相对缺氧，能使体温、脉搏、呼吸、心输出量、肺通气量均增加，血流速度加快，皮肤血管扩张，血压短期内升高而后降低，一般在停止治疗后 30～60 min 可恢复正常。蒸汽浴可加强物质代谢过程，使糖、脂肪、蛋白质代谢加强，使血糖下降。由于大量出汗，氯化钠和其他代谢产物排出也随之增多，有利于组织间液的回流吸收。

2. 沐浴方法

（1）准备：浴前饮用适量糖水或盐水，脱衣后进入沐浴室，淋洗全身并擦干。

（2）入浴：进入蒸汽浴室后，根据个人体质及耐受程度，在浴室四壁不同高度的木栅板上平卧或坐着，可不断变换体位以均匀受热，室内温度 40～50 ℃，湿度 80%～120%，历时 7～15 min。

（3）降温：待全身发热后，走出蒸汽浴室，进入降温室，用14～20 ℃的水冲淋或浸泡 2～3 min。降温亦可根据体质或治疗的需要选择温水洗浴、不进行降温或进行自然空气降温。

（4）反复：出浴后经过一定时间降温，在还未出现寒冷感觉时即擦干身体，休息 10 min，再进入蒸汽浴室，停留一段时间后，又离开蒸汽室，如此反复升温、降温 2～5 次。

3. 注意事项

（1）初次入浴时间不应过长，宜逐渐适应。

（2）降温时所用冷水温度及持续时间因人而异，亦可根据个体情况，不做降温或反复，只在蒸汽浴后进行温水洗浴即可。

（3）因该浴法消耗较大，可在浴后进行适当补充。一般每周 1～2 次为宜。

（4）浴后休息 10～20 min，防止受凉感冒。

4. 适应证与禁忌证

（1）适应证：风湿性关节炎、类风湿性关节炎、感冒、神经衰弱、糖尿病、功能性闭经、慢性腰腿痛、软组织损伤等，亦可用于消除疲劳、减肥及养生强身保健。

（2）禁忌证：老年体弱、严重心脑血管病、恶性贫血、急性炎症、传染病等。

二、干热蒸汽浴

干热蒸汽浴的主要特点在于其高温度和低湿度，因为机体对干热的耐受性较湿热高，在 48.4～50 ℃的干热影响下，局部无不适的感觉；而在 43.8 ℃的温热作用时，即可引起局部有烧烫的感觉。机体在干热空气中可耐受高达 70～80 ℃的温热作用。与湿热蒸汽浴比较，干热蒸汽浴室温度较高，一般可达 70～80 ℃或更高；湿度相对较低，一般只有 20% 左右。其所需设置与湿热蒸汽浴大同小异，只是温度、湿度调控不同而已。

1. 作用特点与机制　干热蒸汽浴对人体热代谢和体温调节有其独特的作用。在蒸汽浴时出汗量较多，即使在温度较低时，也是如此，这是其他发汗方法不易达到的。汗液分泌的多少，与温度、持续时间及个体差异有关。一般开始几次蒸汽浴时，出汗可能不多，反复洗浴之后，就会汗流如注。

干热蒸汽浴可使机体基础代谢增加，氧化过程提高，呼吸和脉搏加速。由于大量水分从人体排出，增强了代谢废物的排泄，又可使体重减轻。

2. 方法与注意事项　方法与注意事项基本同湿热蒸汽浴，只是由于干热蒸汽浴时出汗量较多，一般不进行反复。平均耐受时间为 15 min 左右，较湿热蒸汽浴稍长。

3. 适应证　类风湿性关节炎、风湿性关节炎、肥胖症、功能性水肿、感冒、神经痛病、盆腔炎。

4. 禁忌证　同湿热蒸汽浴。

三、药物蒸汽浴

药物蒸汽浴是湿热蒸汽浴的一种特殊类型，药物蒸汽中含有大量的药物微粒，浴时可通过嗅觉、皮肤、呼吸道等吸收，使人体内的风寒湿三邪从汗而解，既可振奋阳气，又可濡润津液；既能调和营卫，又能通利三焦水道，较单纯蒸汽浴的治疗作用更明显，使用范围更宽。

1. 常用方法

（1）人入蒸笼法：制作 1 m² 的"蒸笼"两层结构，下层坐人，身子在笼内，头露在外面（亦可头身俱在笼内）。治疗温度 40～60 ℃，时间 10～20 min，每日 1 次。疗程根据具体情况而定。

（2）集体洗浴法：选择密闭房间，面积 10～12 m²，能容纳10～12人为宜，室内应有温度计，以便随时观察室温。装置空格木地板，放置一定数量靠椅。室内设有煮药蒸汽锅（燃烧在室外），盖以方格木盖，使蒸汽均匀蒸发至室内。浴法同湿热蒸汽浴。

2. 常用药物蒸汽浴方剂介绍

（1）治疗风湿病方：鸡血藤 210 g，防风、桑寄生、射干、草蒲、荆芥、桂枝、淫羊藿各 120 g，青木香 240 g，艾叶、香梓叶各 12 g。

（2）治疗感冒方：藿香、紫苏、荆芥、白芷、金银花、陈艾各 80 g。

（3）预防流感方：陈醋 1000～2000 mL。

以上 3 种方适于集体治疗，一般每剂可用一周为宜。根据病情需要，也可选用以下药物浴章节所载方剂。

第三节　药汤浴

药汤浴是将药物的煎剂、浸剂或制成剂（浴液、粉剂）加入浴盆中进行全身浸浴，或直接用药物煎剂及其他制剂进行局部浸浴或熏洗的一种防病健身方法。

一、药汤浴的应用范围与方法

1. 应用范围

（1）滋养皮肤和保健强身。

（2）皮肤疾病：银屑病、神经性皮炎、湿疹、皮肤瘙痒症、荨麻疹、疥疮等。

（3）运动系统疾病：风湿性关节炎、类风湿性关节炎、腰肌劳损、骨质增生、扭伤、外伤后遗症等。

（4）妇科疾病：各种阴道炎、外阴瘙痒、子宫脱垂等。

（5）骨伤科疾病：扭挫伤、骨折、脱位等。

（6）肛肠疾病：痔疮、肛门瘙痒等。

2. 使用方法　药汤浴形式多种多样，常用的有全身浸浴、局部浸浴或熏洗两种。养生保健常以全身浸浴为多见。

（1）全身浸浴：基本上与矿泉浴的方法相同。是将药物的煎剂或其他制成剂加入浴盆中进行全身浸浴的一种疗法。

中药煎剂的制备方法：将中药放入锅中（砂锅最好）加水，微火煎煮 30 ~ 40 min，制成 1500 ~ 2000 mL 溶液，每次药浴时加 500 ~ 1000 mL。

入浴时加入制备好的药物、搅匀，水温为 37 ~ 39 ℃，时间为 20 ~ 30 min，每日 1 次，15 次为一个疗程。

（2）局部浸浴和熏洗：是直接用药物的煎剂或其他制成剂进行局部浸浴或熏洗的一种疗法。

局部浸浴和熏洗的特点：一般病变部位局限，药物浓度相对较高；一剂药液可反复使用 3 ~ 5 次。

通常趁药液温度较高时，先熏后洗，然后当温度下降到合适温度时（37 ~ 42 ℃）再浸浴。浸浴时间可因疾病不同而不同，一般以 10 ~ 15 min 为宜，每日 1 ~ 2 次，疗程根据病情而定。

二、常用药汤浴方药

1. 人工矿泉水浴　在淡水中加入无机盐类、芳香药类等药物，形成人工矿泉水，以增强沐浴疗效的浴法。这一类方法多采用温水全身浸浴。

（1）盐水浴：浴盆中加入普通盐 2 ~ 5 kg，使含盐量达到 1% ~ 2.5% 的浓度，水温 37 ~ 40 ℃，方法同矿泉浴。盐水浴可作为全身强壮和提高新陈代谢的一种手段。

（2）人工海水浴：浴盆中加入 8~10 kg 海盐，使海盐的浓度达到 4%~5%，形成人工海水浴，方法及应用同盐水浴。

（3）碳酸氢钠浴：浴盆中加入碳酸氢钠 75~100 g，搅匀。水温 36~38 ℃，每次 15 min，每日 1 次，15 次为一疗程。其作用为脱脂、软化角质、消除疲劳。亦可用于多种皮肤疾病。

（4）硫黄浴：浴盆中加入预先制备好的硫黄溶液 100 mL，与盆中淡水搅匀，使水呈暗淡黄色，并放出硫化氢样气味，浴法同矿泉浴。适应于慢性皮肤病、类风湿性关节炎、风湿性肌痛、神经痛等。

硫黄溶液制备处方：硫黄 18 g，50% 氢氧化钠溶液 120 mL，0.3% 氢氧化钙溶液 300 mL，将上药混合后装入瓶中，密封瓶口，高压加热至硫黄熔化后备用。

2. 中草药方剂

（1）滋养皮肤及保健强身的药汤浴方剂

①香药澡豆方：大豆五升，赤小豆四合，苜蓿五两，零陵香五两，冬瓜仁六分，丁香二两，麝香半两（细研），茅香三两，猪胰五具（细切），捣细罗为散，与猪胰相合，捣均匀，同时与少量水相合，洗浴全身。适用于干燥综合征、皮肤皲裂等。

②护肤美容方：绿豆、百合、冰片各 10 g，滑石、白附子、白芷、白檀香、松香各 30 g，煎成药液，全身浸浴。健美皮肤，滋养容颜。

（2）常用于皮肤病的药物方剂

①三黄洗剂：大黄、黄檗、黄芩各 20 g，煎汤，浸洗患处。适用于一切急性皮肤病，如湿疹、接触性皮炎等。

②白芷根叶洗液：白芷根叶适宜（100~200 g）煎水取叶，浸洗患处。适用于一切风疹、隐疹、奇痒难忍病症。

（3）常用于运动系统疾病的药汤浴方剂

①八仙逍遥汤：防风、荆芥、川芎、甘草各 3 g，当归、黄檗各 6 g，苍术、丹皮、川椒各 10 g，苦参 15 g。煎汤熏洗患处。适用于因风寒湿邪侵袭所至筋骨疼痛，也用于软组织损伤之瘀肿疼痛。

②乌附麻辛桂草汤：制川乌、制附子各 15 g，麻黄、桂枝各

12 g，细辛、干姜、甘草各 9 g。煎汤熏洗患处。适用于风寒湿痹及慢性腰痛。

（4）常用于妇科疾病的药物浴方剂

①蛇床子散：蛇床子、川椒、明矾、苦参、百部各 10 ~ 15 g，煎汤趁热先熏洗，后坐浴。适用于滴虫性阴道炎、霉菌性阴道炎、老年性阴道炎及外阴湿疹等引起的阴痒。

②透骨草 10 g，蒲公英、马齿苋、紫花地丁、防风、羌活、独活各 5 g，艾叶 6 g，甘草 3 g。煎汤先熏洗，后坐浴。适用于阴痒而兼有带下黄稠者。

（5）常用于骨伤科疾病的药汤浴方剂

①散瘀和伤汤：番木鳖、红花、生半夏各 15 g，骨碎补、甘草各 9 g，葱须 30 g，醋 60 mL（后下）。煎汤熏洗并浸浴患处。适用于软组织损伤、瘀肿疼痛及骨折、关节脱位、筋络挛痛等。

②骨科外洗方：宽筋藤、钩藤、金银藤、王不留行各 30 g，刘寄奴、防风、大黄各 15 g，荆芥 10 g。煎汤熏洗患处。适用于损伤后疤痕挛缩、关节活动不灵、局部麻痛等。

（6）常用于痔疮的药汤浴方剂

①槐根坐浴液：槐根 30 ~ 50 g，煎汤熏洗，坐浴。用于痔疮、红肿、出血。

②桃根坐浴液：桃根 30 ~ 50 g，煎汤熏洗，坐浴。用于痔疮、红肿、疼痛。

第四节　其他浴法

一、日光浴

日光浴是利用日光对人体皮肤的直接照射来达到健身祛病的养生保健法。照射到地面上的日光中，含 1% 的中长度紫外线（波长 290 ~ 400 mm）、40% 的可见光（波长 400 ~ 760 mm）和 59% 的红外线（波长 760 mm 以上）。太阳辐射强度随季节及一日中时间段推移等周期性变化，也随海拔高度而增加，这是因为海拔越高，大气的透明性越好，故在高山环境中进行日光浴，可以得到较强的日光照射。

紫外线可以杀菌消炎，促进钙磷的吸收，有助于防治小儿佝偻病和老年人的骨质疏松症。能促进组织再生，增强机体免疫力，有促进伤口愈合的作用，还能促进肾上腺皮质的功能，具有脱敏、止痛作用。可用于银屑病、白癜风、瘙痒症、慢性湿疹、毛囊炎等多种皮肤病的防治。红外线主要是温热效应，使皮温升高、血管扩张、血液循环增强，促进新陈代谢，并有消炎镇痛作用。

但是还必须指出，强烈持久的太阳照射对人体可以产生不良影响，如日射病、皮肤烧伤、白内障及雪盲等。应当引起注意。

日光浴的方式有两种：一是在日常生活、生产、劳动、体育活动中自然接受日光照射；二是在专门场所进行，如海滨、游泳场、疗养院、家庭大院、阳台等，裸露部分身体或全身让太阳照射。

日光浴时，每次先进行 5 ~ 10 min 空气浴，然后直接暴露于日光下，一般先照射肢体，再逐渐扩大范围，并不断变换体位，以均匀采光。根据个人体质需要，也可采用间歇全身照射法、局部照射法等。

日光浴的时间，夏季在上午 8—10 时和下午 3—6 时为宜。春秋季在上午 10—12 时较为合适。冬季气温低于 20 ℃时不宜在室外进行全身日光浴。

日光浴要坚持循序渐进的原则，避免产生不良影响。要注意保护皮肤，可涂防晒霜；注意保护头部和眼睛，遮盖头部，戴上太阳镜；空腹、饱食、疲劳时不宜进行强日光浴。

二、海水浴

海水是一种富含各种化学成分的矿水，其中含有大量无机盐类、有机化合物、溶解气体和多种微量元素。海水的总盐度大约为 35‰，由于海水的比热较大，其温度升降变化很小，广阔海洋的水温日变化仅为 0.2 ~ 0.3 ℃，年变化在 3 ~ 8 ℃，在近海和海湾等处，因受陆地气候的影响而水温变化较大，如中国北部沿海地区，夏季海水温度 22 ~ 26.5 ℃，春秋可降到 18 ℃，冬季则降至 10 ℃左右。海水具有较强的导热性，其导热能力是空气的 30 多倍。所以，20 ℃的空气人体觉得较为舒适，而 20 ℃的海水对人体却是一种寒冷刺激；石蜡治疗时可用 60 ℃的温度，而如此温度的海水人体是不能耐受的。

海水对人体的作用主要包括 3 个方面：首先是温度作用，这也是海水的基本作用，海水温度与体温差异越大，对机体的刺激作用越强，机体各期反应过程同冷水浴，经常海水浴可以提高机体对寒冷和温度变化的适应能力，增强体质，增加对感冒等传染性疾病的抵抗力；其次是化学作用，海水中的各种化学元素，能附着于皮肤或通过皮肤进入体内，作为酶、激素、维生素、核酸的成分，在机体内产生重要作用；最后是机械作用，包括海水的浮力、静水压力和水流的冲击作用等。

此外，在海水浴的同时，又接受了日光浴、空气浴，有些人还兼作沙浴，所以海水浴实际上对人体是一种综合作用。其中，需要特别指出的是海滨空气中负离子浓度高、含量大，许多海滨全年平均值为 2500 个/mL 以上，大大超过世界卫生组织规定的清洁空气负离子的标准浓度（1000 ~ 1500 个/mL）。最新观察显示，凡在海滨休息，接受海洋气候和海洋景观，就能使人的收缩压下降 1 kPa ~ 2 kPa，并能使微循环改善。由于海水浴的综合作用，往往在较短的时间内，便能获得消除疲劳、增强体质、防治疾病、促进康复的明显效果。

海水浴的主要方法是游泳锻炼和浸浴，前者适应于身体健康、体质较好者。浸浴又根据体质分为半身浸浴法、浅水站立法、浅水坐浴法等。一般开始时 3 ~ 5 min，最长不超过 20 min，逐渐延长时间，健康者可延长至 60 ~ 90 min，以不觉十分疲劳为度。亦可采用间歇浴法，海水浴 20 min，日光浴、海风浴 20 min，以此反复 2 ~ 3 次，每日或隔日 1 次，最好选气温较高的季节进行（海水温度 20 ℃以上，风速 4 m/min 以下）。

注意浴前要充分活动肢体，入水时先在浅水中冲洗身体，适应后再进入深水区，初次入浴时间不宜太长，要防止阳光长时间曝晒，以免皮肤晒伤；空腹或餐后不宜立即进行海水浴；身体过度虚弱、Ⅱ期和Ⅲ期高血压病、脑血管意外、心衰、肝硬化、肾炎、妇女经期、癔症、癫痫及各种精神病等也不宜。

三、冷水浴

冷水浴是在低于 25 ℃的水中浸浴或淋浴、擦浴等，使机体接受冷水的刺激锻炼的养生保健法。其作用可概括为以下 5 个方面：增强血管系统的功能，防止动脉硬化；增强中枢神经系统调节功能，延缓衰老，改善神经衰弱症状；加强呼吸器官的功能，提高抗寒能力，预防呼吸道传染病；增强胃肠蠕动，提高消化功能；减肥，使形体健美、皮肤润泽而光滑等。

机体对冷水浴可分为三期反应：皮肤接受冷水刺激后引起皮肤血管收缩，血液流向深层血管，皮肤颜色变白，主观有冷感，甚至出现轻度寒战，同进伴有心跳减慢，血压短时升高，此为第一期反应。第一期反应持续几分钟后转为第二期，外周血管扩张，内脏血液反流体表，皮肤发红产生温热感觉，此时精神愉快，血压恢复正常。此期持续时间长短，与水温、气温、人体对寒冷的耐受能力等因素有关。第三阶段，外周血管再度收缩，皮肤苍白，口唇发紫，身体出现寒战，出现"鸡皮"现象。一般认为第三期反应对人体是有害的，冷水浴应在出现第三期反应前结束，这样在冷水浴的过程中，周身血管都受到一缩一张的锻炼。因此，它对增强体质、延年益寿、防治疾病等有多方面的良好作用。

冷水浴简便易行，容易操作，老少皆宜，四季皆可。其包括浴面、浴足、擦身、冲淋、浸浴、游泳等形式。

（1）浴面：将面部浸入冷水中，用鼻呼气，呼毕抬头吸气，如此反复 5～10 次，用毛巾蘸冷水摩擦脸、耳和颈部，再用手掌按摩面部、颈部，直至发红发热。

（2）浴足：将两脚浸入冷水中，用手或脚相互摩擦，每次 1～

2 min,然后用干毛巾擦干，适当摩擦至发热。

（3）擦身：是冷水浴与按摩配合进行的锻炼，可先洗后擦，擦身的顺序：脸、颈、上肢、躯干、下肢。摩擦四肢时，从肢端开始，以利静脉回流。手法由轻到重，时间因人而异，以皮肤发红、温热为度。

（4）冲淋：开始先用冷水淋湿手足，再用湿毛巾摩擦胸背，然后在喷头下冲淋，同时用毛巾擦洗，时间根据个人情况而定，一般3~5 min。

（5）浸浴：即洗冷水澡，根据个人耐受性调节水温，时间1~5 min,并适当活动，出浴后摩擦全身至微红。

（6）游泳：是冷水浸浴加体育锻炼，适宜于体质强壮者，时间因人而异。

冷水浴应注意循序渐进，从夏到冬，坚持不懈，水温逐渐延长。从局部到全身，可先做面浴、足浴，然后再做擦浴，最后到淋浴、浸浴，擦洗时不宜过猛、过重，女子月经期、孕产期不宜进行冷水浴。

四、森林浴

森林的气候特点是气温、气压均较低而平稳，气温日变化较小，湿度大，风力弱，紫外线强，由于大量植物的光合作用，使空气含氧量丰富，绿叶可以阻挡、过滤、吸附粉尘及有害气体，使空气清新，负离子、臭氧含量多。森林中有许多树木可散发出具有强大杀菌作用的芳香性物质，能杀死空气中的各种致病菌。例如，柏树、雪松、樟树等均有很强的杀菌能力，有些植物芳香还具有明显的安神镇静作用等。

森林浴又称为绿色疗法。绿色对人体中枢神经系统有良好的调节作用，还能减少强性阳光对视网膜的有害刺激，使人感到头脑清新，清凉赏心。据测定，人在绿色环境中，皮肤温度可以降低1~2 ℃，心跳每分钟减少4~8 次。森林浴对心脏病、高血压、神经衰弱及许多现代城市文明病比较适宜。

进入郁郁葱葱的林海，置身于绿色世界，面对优美的景色，到处鸟语花香，人们完全回归到大自然的怀抱之中，生理和心理上都会得到极大的满足，使人心情愉快、精神振奋、充满活力，对消除紧张与疲劳、调动人体潜能及延年益寿有良好的作用。因此，森林浴实际上是空气浴、草木芳香浴及景观旅游、体育锻炼等的综合过程。

森林浴时，可与散步、慢跑、旅游、登山等活动结合进行，以充分发挥森林浴的作用。森林大都远离城市，可利用周末、度假、休养等机会进行，最好春、夏、秋、冬各进行 1~2 次。要带好防雨、防寒用具，注意途中安全，不宜单人进入森林深处，以防意外等。

五、酒浴

酒浴包括浸浴、洗浴和擦浴 3 种方法，其用途各有不同。

（1）浸浴：是在浴水中加入一定量的米酒，有舒筋活络、疏畅气血之功能，适用于慢性腰腿痛、慢性风湿病等，也可以用于健身美肤，酒浴可以使皮肤光滑油润，柔软而有弹性，长期使用，对健康和美肤都颇为有益。

（2）洗浴：是用火将一般白酒加热，用热酒直接洗浴患处。具有行气活血、消肿止痛之功。适用于各种闪扑挫伤、跌打损伤等。此方简单实用、应用广泛。

（3）擦浴：是一种物理降温法，多用于 39 ℃ 以上的高热患者。一般采用30% ~50% 的酒精 100 ~200 mL，亦可用低度白酒，擦浴顺序为先上肢、后下肢，以离心方向边擦边按摩，上、下肢各擦 5 ~10 min，擦至腋窝、腹股沟、胸窝等血管丰富处，擦浴时间要长些，以助散热。利用酒精挥发较快、挥发时产生降温效应这一特点，加之酒精能刺激皮肤血管扩张，散热能力较强，可使高热患者的体温迅速下降。一般擦浴后 15 min 内体温可下降0.5 ~1.5 ℃，是一种简单易行、效果可靠的物理降温方法。适用于各种原因引起的高热患者。

注意胸前区、腹部、后颈、足心等处不宜擦浴，这些部位对冷的刺激较敏感，冷刺激可引起反射性心率减慢、腹泻等不良反应，肝病患者禁止使用。酒精擦浴降温常需要 30 ~60 min 后反复使用一次。同时它只是一种对症处理的方法，临床上要在医生的指导下进行病因治疗。

第九章　药物养生保健法

第一节　天然保健药物

天然药物是指分布于世界各地辽阔土地上丰富的药材资源。以植物药为主，也包括动物药、矿物药等。天然药物的化学成分极为复杂。有些成分是一般高等植物普遍共存的，如糖类、油脂、脂类、蛋白质、色素、树脂、无机盐类；另一些则是存在某些植物中比较特殊的化合物，如生物碱类、黄酮类、蒽醌类、强心类、皂苷、挥发油、有机酸等，而且多数具有显著的生物活性。每一种药物往往含有多种化学成分，但并不是所有成分都能起到应有的功效，通常认为有效成分指具有防治效用或生物活性的物质，未能提纯成单体的混合物，称为有效部分或有效部位，能够代表或部分代表原来药物的功效，是寻找有效成分和制备各种剂型的必由途径。

养生保健药物多属于补养药。现代药理学研究证明，具有增强神经、内分泌的调节功能，改善细胞代谢和营养，调整免疫功能，增强机体的解毒功能等作用。按其功效可分为补气药、补血药、补阳药、补阴药四大类。

一、补气药

（一）人参

野生者称野山参；栽培者称圆参；经洗净晒干者称生晒参；沸水浸烫后于糖汁中浸渍晒干者称糖参；蒸熟晒干或烘干者称红参。人参味甘、微苦，性微温。大补元气，生津止渴，安神益智，补脾润肺。适用于以下病症。

1. 体弱乏力　人参 10 g，研为细末，装入胶囊，0.5 g/粒，每次 2 粒，每日 2 次。

2. 口渴引饮　人参、麦冬各 3 g，开水冲泡代茶饮。或人参末 3 g，加鸡蛋清开水冲调服，每日 3~4 次。

3. 眠差多梦　人参、五味子各 15 g，研为细末，每次 3 g，临睡时开水送服。

4. 自汗怔忡　人参 3 g，猪肾 1 个（洗净），加水炖熟，吃肉饮汤。

5. 呕吐不食　人参 1 g，砂仁 2 g（捣碎），开水冲泡频饮。

6. 胃脘冷痛　人参 3 g，生姜 6 g，水煎服。

7. 久咳气短　人参 60 g，蛤蚧 1 对（酥炙），研为细末，炼蜜为丸，每丸 6 g，每次 1 丸，每日 2 次。

8. 性欲减退　人参、枸杞子、巴戟天各 15 g，白酒 250 mL，浸泡 10 日，随量饮，每日 2~3 次。

（二）西洋参

西洋参味苦、微甘、性寒。补气滋阴，清火生津。含苷类主要是人参皂苷，又含挥发油、树脂等。对大脑有镇静作用，对生命中枢则有中度兴奋作用。适用于以下病症。

1. 少气乏力　西洋参，研为细末，装入胶囊，每粒 0.5 g，每日 2~3 次。适于身体虚弱及老年、病后者。

2. 口渴咽干　西洋参切薄片，每次 2 g，开水冲泡频饮。

3. 热病伤津　西洋参 5 g，金钗石斛 10 g，水煎服。适于气阴两虚之烦倦、低热者。

4. 肺虚久咳　西洋参 3 g，阿胶、贝母各 10 g，水煎后兑入白蜂蜜调服。

5. 肠热便血　西洋参 3 g，龙眼肉 12 g，加水蒸后分服。

本品反藜芦，忌铁器及火炒；胃有寒湿、中阳衰微者忌服。

（三）党参

野生者称野台党，栽培者称潞党参，以产于中国山西省为佳。

生用或蜜炙用。党参味甘、性平。补中益气，生津养血。较人参稍弱，可作为人参代用品。适用于以下病症。

1. 年老体弱　党参、黄芪各 250 g，加水煎 2 次，浓缩至 250 mL，加蜂蜜至 500 mL，每次 20 mL，每日 3 ~ 4 次。有补气润燥作用。

2. 气虚倦怠　党参 500 g，龙眼肉 250 g，加水煎 2 次，浓缩熬制成膏剂，每次 15 g，热水兑服，每日 2 ~ 3 次。亦用于热病伤津。

3. 暑热口渴　党参 10 g，乌梅 5 g，开水冲泡频饮。

4. 血虚头晕　党参、当归各 15 g，水煎服。

5. 脾虚食少　党参 15 g，白术、山楂各 12 g，水煎服。

6. 肺虚咳喘　党参 15 g，五味子 9 g，水煎服。

本品反藜芦。实证、热证不宜单独应用；尤适宜用于虚证、寒证。

（四）太子参

又名孩儿参，野生或人工栽培。晒干生用。太子参味甘、微苦、性平。健脾益气，润肺生津，药力较弱，为清补之品。主要成分含淀粉、皂苷、果糖。适用于以下病症。

1. 体弱食少　太子参、山药、谷芽各 12 g，水煎服。

2. 自汗盗汗　太子参、浮小麦各 15 g，水煎服。

3. 津亏口渴　太子参、石斛、天花粉各 9 g，开水冲泡频饮。

4. 肺虚燥咳　太子参、沙参、青果各 9 g，水煎服。

5. 心悸失眠　太子参、五味子各 9 g，酸枣仁 12 g，水煎服。

6. 脾虚泄泻　太子参、炒扁豆各 12 g，焦山楂 9 g，水煎服。

古代本草书中记载之太子参，为五加科人参之小者，与本品有异，应与之区别。

（五）黄芪

黄芪味甘，性微温。补气升阳，益卫固表，托疮生肌，利水退肿。固表止汗、托疮生肌、利水退肿宜生用；补气升阳宜炙用。适用于以下病症。

1. 体弱乏力　黄芪、党参各 15 g，水煎服。亦用于便溏腹泻、脱肛、子宫脱垂等。

2. 自汗盗汗　黄芪 15 g，麻黄根 9 g，生牡蛎 12 g，水煎服。

3. 血虚头晕　灸黄芪、熟地黄各 15 g，水煎服。

4. 慢性肝炎　黄芪、丹参，如法制成注射液，肌内注射，连用 1～2 个月。有明显降低转氨酶、改善症状作用。

5. 肢麻身痛　黄芪、鸡血藤各 15 g，水煎服。适于气血双虚者。

6. 浮肿尿少　黄芪、益母草各 15 g，防己 9 g，水煎服。

7. 痈疽不溃　黄芪 15 g，皂角刺 9 g，水煎服。

本品补气升阳，易于助火，凡表虚邪盛、气滞湿阻、阴虚阳亢、气实胸满者不宜服用。

二、补血药

（一）当归

当归味甘、辛，性温。补血、活血、止痛、润肠。补血用当归身；破血用当归尾；和血（补血活血）用全当归。酒制能加强活血之力。

1. 气血虚证　当归、黄芪、党参各 15 g，水煎服。适于贫血所致头晕乏力、面色萎黄等。

2. 虚寒腹痛　当归、白芍各 12 g，桂枝 9 g，水煎服。

3. 血虚便秘　当归 15 g，肉苁蓉、火麻仁各 12 g，水煎服。

4. 慢性肝炎　当归浸膏丸，每次 10 丸，每日 2 次。亦用于肝炎后肝硬化、脂肪肝，有降浊、降瘀、降脂作用。

5. 高血压病　复方当归注射液（含当归、红花、川芎等量）2 mL，加入 10% 葡萄糖 2 mL 内，于两侧曲池、足三里穴位交替注射，每穴 2 mL，每日 1 次，10 日为 1 个疗程。有改善头晕、失眠症状的作用。

6. 慢性气管炎　5% 当归注射液，于膻中、肺俞、定喘、孔最穴位注射，每穴注入 0.5 mL，每日 1 次，亦用于肌肉关节疼痛及神经痛，有止痛、消炎作用。

凡湿盛中满、大便泄泻者忌服；本品用当归挥发油穴位注射可引起剧烈疼痛，约持续 1 h 左右，普遍有发热、恶寒、头痛、口干、恶心等反应，一般不需处理，可自行缓解，极个别可引起过敏性休克，应予以注意。

（二）熟地黄

熟地黄味甘，性微温。养血滋阴，补精益髓。熟地炭用于止血。

1. 气血虚弱　熟地黄、当归、黄芪各等量，研为细末，炼蜜为丸，如梧桐子大，每次 20 粒，每日 2 次。亦用于妇女月经不调。

2. 精血不足　熟地黄 120 g，枸杞子 60 g，研为细末，炼蜜为丸，每丸 9 g，每次 1 丸，每日 2 次，淡盐水送下。适于肾阴不足所致腰膝酸软、夜尿频数、头晕耳鸣者。

3. 肺虚气喘　熟地黄 15 g，五味子 9 g，水煎服。

4. 胁痛反酸　熟地黄 12 g，川楝子 9 g，水煎服。适于肝阴不足所致者。

5. 骨蒸劳热　熟地黄、地骨皮、鳖甲、秦艽各等量，研为细末，每次 6 g，加水煎服。

6. 小便频数　熟地黄、覆盆子、桑螵蛸各 12 g，水煎服。

本品性质黏腻，有碍消化，凡脾胃虚弱、气滞痰多、腹满便溏者忌服。服药期间，忌食萝卜、葱白、薤白等。

（三）何首乌

何首乌味苦、甘、涩，性微温。补益精血，截疟解毒，润肠通便。生用润肠、解毒、截疟；鲜用解毒、润肠更著；制用补益精血。

1. 须发早白　制首乌、熟地黄、白茯苓各等量，研细末，炼蜜为丸，如梧桐子大，每次 30 丸，每日 2 次。适于精血亏虚所致者，以及头晕眼花、腰膝酸软等，有乌须黑发、补肾益精作用。

2. 动脉硬化，高血压　生首乌、银杏叶、钩藤各等量，研为细末，每次 5 g，开水冲泡常饮。可降脂、降压，有防治作用。

3. 失眠多梦　制首乌、夜交藤、丹参、川芎各 12 g，水煎服，或制成蜜丸服。适于神经衰弱所致者。

4. 皮肤瘙痒　生首乌、生地黄、生甘草各 12 g，水煎服。适于血虚生风、皮肤风燥所致者。

5. 大便秘结　生首乌、肉苁蓉、当归各 12 g，水煎服。

本品生用缓泻，故大便泄泻及有湿痰者不宜服用。服药期间，忌食葱、蒜、萝卜、猪羊肉血。

（四）白芍

白芍味苦、酸，性微寒。养血敛阴，柔肝止痛，平抑肝阳。

1. 血虚头晕　酒白芍、熟地黄各 15 g，水煎服。

2. 自汗盗汗　白芍 12 g，桂枝、五味子各 9 g，水煎服。

3. 胃脘疼痛　白芍 15 g，甘草 9 g，水煎服。亦用于病毒性肝炎、血虚所致四肢肌肉痉挛。

4. 腹痛泻痢　白芍 15 g，黄连、木香各 6 g，水煎服。

5. 高血压　生白芍、石决明、夏枯草各 15 g，水煎服。

本品反藜芦。产后忌服，不宜长期大量用；凡阳衰、虚寒者不宜单独应用。

（五）阿胶

阿胶味甘，性平。补血止血，滋阴润肺。止血宜用蒲黄炒；润肺宜用蛤粉炒。

1. 冬季进补　阿胶 500 g，兑黄酒 750 mL，加入冰糖、核桃仁、黑芝麻、龙眼肉等。浸泡 24 h，置容器内隔水蒸炖 3 ~ 4 h，加红枣搅匀再蒸 1 h，即可离火，冷却待用。每次半匙（约 10 g），开水调服，每日 2 次，于每年冬至日开始，服九九八十一日。服药期间，忌浓茶、萝卜。

2. 眩晕心悸　阿胶 10 g，熟地黄、黄芪各 12 g，水煎服。适于血虚（贫血）所致者。

3. 心烦失眠　阿胶 10 g，黄连 6 g，鸡子黄 1 个，水煎后再加鸡子黄调服。

4. 久咳燥咳　阿胶、杏仁、桑白皮各 10 g，水煎服。适于阴虚、虚劳所致者。

5. 吐血衄血　阿胶珠、炒蒲黄各 10 g，白茅根 15 g，水煎服。亦用于尿血、便血。

6. 白细胞减少症　阿胶、黄芪各 15 g，水煎服。或用成药复方阿胶浆，每次 10 ~ 20 mL，每日 2 次。适于化疗、放疗所致者。

本品性黏腻，故脾胃虚弱者慎服；凡消化不良、呕吐泄泻者忌服。

三、补阳药

（一）鹿茸

鹿茸味甘、咸，性温。补肾阳，益精血，强筋骨。骨化之角称鹿角，补肾助阳，可作鹿茸代用品；鹿角熬制之胶状物质称鹿角胶，补肝肾，益精血，并能止血；鹿角熬胶后之残渣称鹿角霜，益肾助阳，收敛，补力较弱。

1. 身体虚弱　鹿茸 5 g，枸杞子 30 g，白酒 250 mL，浸渍 10 日，每日 2 次。适于体虚之头晕耳鸣、精神不振、四肢乏力、消化不良、小便过多者。

2. 心脏衰弱　鹿茸 3 g，冬虫夏草 15 g，炖鸡肉（加生姜、大枣）至熟，分次食用。适于风湿性心脏病之心悸、腰酸、尿少者，有增强心脏功能、改善血液循环、减轻症状作用。

3. 肾虚精亏　鹿茸 15 g，山药 30 g，白酒 500 mL，浸渍 10 日，随量饮，每日 2 ~ 3 次。适于肾阳不足、精血亏虚之畏寒肢冷、阳痿早泄、宫冷不孕、腰膝酸软、头晕耳鸣、精神不振等。

4. 严重贫血　鹿角胶 15 g，鸡血藤膏 30 g，热水烊化，分 2 次调服，连服半个月。

本品宜从小量服开始，缓缓增加，不宜骤用大量，以免阳升风动，伤阴动血；凡阴虚阳亢、血分有热、胃火炽盛或有痰热及外感热病者忌服。

（二）紫河车

紫河车味甘、咸，性温。补精、养血、益气。补肾，纳气，敛汗。

1. **各种劳损** 紫河车粉，装入胶囊，每粒 0.5 g，每次 1~3 粒，可加至 4~6 粒，每日 3 次，开水送下。或鲜胎盘洗净，煮熟分次食用，也可用胎盘注射液肌内注射，每次 2~4 mL。适于气血不足之咳嗽气喘、头晕目眩、眠差多梦、精神不振等，长期应用方见效果。

2. **贫血** 紫河车 30 g，党参、黄芪、当归各 15 g，研为细末，每次 3 g，开水冲服，或装入胶囊服。

3. **须发早白** 紫河车 1 具，何首乌（制）、熟地黄各 30 g，研为细末。炼蜜为丸，每次 6 g，每次 1 丸，每日 2 次。

4. **慢性气管炎** 胎盘注射液于膺窗、肺俞（主穴），天突、膻中、足三里、三阴交（配穴）穴位注射，每次选穴 3~4 个，每穴注射 0.5 mL，隔日 1 次。

凡阴虚火旺者不宜单独应用本品。

（三）海狗肾

海狗肾味咸，性热。暖肾壮阳，益精补髓。羊肾（睾丸）、黄狗肾（阴茎和睾丸）功效同，可作为海狗肾的代用品。

1. **性欲减退** 海狗肾 1 副，巴戟天、山萸肉、枸杞子各 30 g，研为细末，炼蜜为丸，每次 6 g，每日 2 次。或单味研末及浸酒服。

2. **腰酸尿频** 海狗肾 6 g，淫羊藿、菟丝子各 9 g，水煎服。适于肾虚阳衰所致者。

凡内热多火、潮热咳嗽者忌服本品。

（四）海马

海马味甘，性温。补肾壮阳。海龙、海蛆（海马幼体）功效同，可作为海马代用品。

1. **阳痿、尿频** 海马 1 对，枸杞子、沙苑子各 30 g，研为细末，炼蜜为丸，每次 6 g，每日 2 次。亦可单味研末或煎汤服，每次 3~9 g。

2. **虚劳咳喘** 海马、蛤蚧各 1 对，百合、核桃肉各 30 g，研为细末，炼蜜为丸，每丸 6 g，每日 2 次。适于肾不纳气所致者。

凡孕妇及阴虚火旺者忌服本品。

（五）阳起石

阳起石味咸，性微温。温肾壮阳。含硅酸镁、硅酸钙等，可兴奋性功能。

1. 性欲减退　阳起石、淫羊藿、巴戟天各 30 g，研为细末，炼蜜为丸，如梧桐子大，每次 30 丸，每日 2 次，淡盐汤送下。

2. 崩漏不止　阳起石 30 g，鹿茸 15 g，研为细末，酒煎艾叶，打糯米和为丸，如梧桐子大，每次 20 丸，饭前米饮送下。适于冲任虚寒所致者。

本品多入丸散，不宜久服；凡阴虚火旺者忌服。

四、补阴药

（一）沙参

北沙参滋阴效好；南沙参兼祛痰之功。鲜沙参为南沙参之鲜品，清热养阴之力较好。

1. 舌干口渴　北沙参、麦冬、玉竹各 15 g，水煎服。亦可用鲜南沙参配鲜生地、鲜石斛各 30 g，水煎服。适于热病伤津所致者。

2. 劳嗽痰血　南沙参 15 g（鲜品 30 g），水煎调冰糖服。

3. 阴虚燥咳　北沙参、川贝母、麦门冬各 15 g，秋梨汁 30 g，加冰糖熬制成膏剂，每次 15 g，每日 3 次，开水兑服。

本品反藜芦。凡风寒咳嗽及肺胃虚寒者忌服。

（二）麦门冬

麦门冬味甘、微苦，性微寒。润肺养阴，益胃生津，清心除烦。去心用于清养肺胃之阴；连心用于滋阴清心。

1. 肺热燥咳　麦门冬、沙参、冬桑叶、枇杷叶各 9 g，水煎服。

2. 心烦失眠　麦门冬、酸枣仁各 12 g，川黄连 3 g，水煎服。

3. 消渴病　麦门冬、怀山药各 60 g，研为细末，炼蜜为丸，每丸 9 g，每次 1 丸，每日 2 次。适于肺肾阴虚所致者。

4. 胃脘灼痛　麦门冬、生地、石斛各 12 g，水煎加糖调服。适于胃阴不足所致者。

5. **衄血**　麦门冬汁、鲜小蓟汁、鲜地黄汁各 30 mL，水煎温服。凡感冒风寒或痰湿咳嗽者、脾胃虚寒泄泻者均不宜服本品。

（三）石斛

石斛味甘，性微寒。养胃生津，滋阴除热。

1. **舌干口渴**　鲜石斛、鲜生地、麦门冬、天花粉各 30 g，研为细末，分 6 次开水冲泡常饮，适于胃阴不足或热病伤阴所致者。

2. **长期低热**　石斛、地骨皮、青蒿各 10 g，水煎服。适于阴虚发热者。

3. **消渴病**　石斛、天花粉、麦门冬各 15 g，水煎服。适于气阴两虚所致者。

4. **咳嗽无痰**　石斛 9 g，百合、栝楼各 12 g，水煎加冰糖服。

5. **视力减退**　石斛、菊花、枸杞子、苍术各 12 g，水煎服。亦用于夜盲症。

本品能敛邪，故温热病不宜早用。因能助湿，凡湿温尚未化燥者忌服。

（四）黄精

黄精味甘，性平。润肺滋阴，补脾益气。

1. **肾虚精亏**　黄精、枸杞子、山萸肉各 30 g，研为细末，炼蜜为丸，每次 1 丸（9 g），每日 2 次。适于本证所致之腰酸、足软、头晕。

2. **须发早白**　黄精、苍术、地骨皮、柏叶各 30 g，水煎加米酒，分 6 次服，每日 2 次。

3. **肺痨咳血**　鲜黄精 60 g，熬成膏剂，加冰糖调匀，每次 15 g，每日 2 次，开水送下。

本品作用缓慢，可作为久服滋补品。因性质滋腻，易助湿邪，故脾虚有湿、咳嗽痰多、中寒便溏者不宜服。

（五）枸杞子

枸杞子味甘，性平。滋补肝肾，明目，润肺。

1. **润肤美容**　枸杞子、龙眼肉各 60 g，加水熬制成膏，再兑白蜂蜜调匀，每次 15 g，每日 2 次，饭前开水送下。

2. 视力减退　枸杞子 15 g，熟地黄、黑芝麻、杭菊花各 12 g，水煎服。亦用于云翳遮睛，有养肝明目作用。

3. 劳伤虚损　枸杞子 60 g，干地黄、天门冬各 30 g，研为细末，炼蜜为丸，每次 1 丸（9 g），每日 2 次。

4. 年老体弱　枸杞子 60 g，米酒 500 mL，浸泡 10 日，随量饮用，每日 2~3 次。有补虚损、抗衰老作用。

因本品滋阴润燥，故脾虚便溏者不宜服。

五、其他药物

（一）茯苓

茯苓味甘、淡，性平。健脾安神，利水渗湿。有强身延年、美容滋补作用。常配伍于健脾益气药中应用，亦制成茯苓酒及茯苓粥、茯苓糕、茯苓饼等食品服用，有营养保健之功。

（二）莲子

莲子味甘、涩，性平。补脾止泻，益肾固精、养心安神。是收敛药，配伍应用范围较广。由于其营养丰富，故常用于食疗保健。

（三）五味子

五味子味酸，性温。敛肺滋肾，生津敛汗，涩精止泻，宁心安神。是收敛药，配伍应用范围极广。从五味子中提得联苯环辛烯类，其制剂五仁醇有降酶、保肝作用；五味子乙素能促进蛋白质合成，增强免疫功能。并有增补强壮、延缓衰老作用，堪称延年益寿保健品。

（四）山茱萸

山茱萸味酸，性微温。补益肝肾，收敛固涩。传统归收敛药中，但常与补肝肾药配合应用，其范围极广，效果显著。

（五）天麻

天麻味甘，性平。熄风止痉，平肝潜阳。传统认为属平肝熄风药,《开宝本草》云:有"利腰膝,强精力,久服益气,轻身长年"功效。现代研究表明:天麻多糖可增强机体免疫功能;天麻注射液能改善心肌和脑的营养血流量,提高实验动物耐缺氧能力。近年来用密环菌替代天麻,并用于降血脂。其配伍应用范围极广,又是延年益寿之上品。

第二节　养生保健方剂

养生保健方剂是选择具有补益、抗衰老作用的药物,根据体质情况,酌定用量,按照组方原则,妥善配伍而成,是传统医学养生保健学中的主要内容之一。其剂型通常分为汤剂、散剂、丸(丹)剂、膏剂、药酒、药茶、药膳等。

一、汤剂

汤剂是将配好的药物,放入砂锅或铝锅内,加水浸泡透后,再煎熬至一定时间,去渣取汁,作内服用,是在传统医药学中较为实用的剂型之一。其特点是疗效快、吸收快,能加减运用,较全面、灵活地顾及患者的各种病症的复杂性、特殊性。

1. 补气类

(1)四君子汤:人参 10 g,白术 9 g,云茯苓 9 g,炙甘草 6 g,水煎服。人参另煎,将药汁同人参汁搅匀后服用,每日 2 次,早服 1 次,晚服 1 次。有益气健脾功效。适用于脾胃气虚的面色萎白、语声低微、四肢无力、食少或便溏及消化不良等。

(2)保元汤:黄芪 12 g,党参 12 g,肉桂 5 g,炙甘草 5 g,生姜 5 片,水煎服。一剂两煎,早服 1 次,晚服 1 次。有益气固表功效。适用于气虚所致的精神倦怠、心悸气短、常自汗出、动则尤甚、易感冒、恶风怕冷等。

2. 补血类

(1)四物汤:当归 10 g,川芎 8 g,白芍 12 g,熟地黄 15 g,水

煎服。一剂两煎，早服 1 次，晚服 1 次。有补血、活血、调血功效。适用于血虚所致的头晕眼花，视物模糊，心悸心慌，失眠健忘，面白无华，肢体麻木，月经推迟，月经量少、色淡等。又可用于贫血、神经衰弱、视神经萎缩、功能性低热、慢性荨麻疹等属血虚者。

（2）当归补血汤：黄芪 20 g，当归 6 g，水煎服。一剂两煎，早服 1 次，晚服 1 次。空腹服用。有补气生血功效。适用于劳倦内伤、气弱血虚、阳浮外越所致的肌热面赤，烦渴欲饮，以及妇人行经、产后血虚发热头痛，或疮疡溃不愈合者。

3. 气血双补类

（1）八珍汤：当归 10 g，川芎 5 g，白芍 6 g，熟地黄 15 g，人参 3 g，白术 8 g，茯苓 8 g，炙甘草 5 g，加生姜 3 片，大枣 2 枚，清水煎服，人参另煎，合药汁早服 1 次，晚服 1 次。有补益气血之功效。适用于气血双虚所致的面色苍白或萎黄、头晕目花、四肢倦怠、气短懒言、心悸怔忡、食欲减退等症。

（2）过敏性紫癜方：黄芪 10 g，当归 15 g，龙眼肉 15 g，五味子 15 g，大枣 10 枚，黑豆 30 g，水煎服。每日 1 剂，分 2 次早晚服。有益气补血、强心健脾之功效。适用于气血不足、心脾两虚的过敏性紫癜。

4. 补阳类

（1）益精补肾汤：桑螵蛸 15 g，制首乌 15 g，覆盆子 30 g，菟丝子 10 g，补骨脂 10 g，苍术 15 g。水煎服。早空腹服 1 次，晚空腹服 1 次。有补肾暖脾、填髓益精之功效。适用于脾肾阳虚、精髓亏损的精子稀少、活动率低下之男性不育症等。

（2）壮阳方：仙茅参（仙茅）20 g，淫羊藿 20 g，小红参 20 g，水煎服。每日 1 剂，分 3 次服。6 日为 1 个疗程。亦可烧肉或羊肾 2 个，每日 1 剂。有温肾壮阳之功效。适用于男子肾阳虚衰、精关不固之滑精。用羊肾更增其壮阳固关之功。

5. 补阴类

（1）六味地黄汤：熟地黄 15 g，山药 12 g，山茱萸 12 g，茯苓 10 g，泽泻 10 g，丹皮 10 g，水煎服。一剂两煎，早服 1 次，晚服

1 次,空腹服用。有滋补肝肾之功效。适用于肝肾阴虚所致的腰膝酸软、头晕目眩、耳鸣耳聋、遗精多梦、牙齿松动易脱、咽干口燥等。又可用于慢性肾炎、慢性肾盂肾炎、肾上腺皮质功能减退症、糖尿病、高血压、性功能减退、更年期减退、小儿发育迟缓、中心性视网膜炎、视神经炎、视神经萎缩等属于肝肾阴虚者。

（2）沙参麦冬汤：沙参 15 g，玉竹 10 g，麦冬 12 g，桑叶 10 g，扁豆 10 g，天花粉 10 g，生甘草 3 g，水煎服。每日 1 剂，分 2 次服用。有清肺养胃、生津润燥之功效。适用于肺胃阴虚所致的咽干口渴，干咳少痰，喉痒声嘶，干呕呃逆，胃烧灼热、隐痛，大便干燥。又可用于慢性支气管炎、百日咳、麻疹肺炎恢复期、贲门痉挛、慢性咽喉炎、干性胸膜炎等属于肺胃阴虚证者。

二、散剂

根据需要将药物碾研成为均匀混合的干燥粉末（细末或粗末），称为散剂。散剂分内服和外用两种：内服散剂，末细量少者，可冲服；末粗量多者，可加水煮沸 20 min 左右，取汁服用；外用散剂一般作为外敷，撒布疮面或患病部位，也可用于点眼、吹喉。

1. 补阳类

（1）鹿角散：鹿角 30 g，柏子仁 30 g，菟丝子 30 g，蛇床子 30 g，车前子 30 g，肉苁蓉 30 g，远志 30 g，五味子 30 g。为散剂细末，每日早服 1 次，晚服 1 次，每次 8 ~ 10 g，温酒或淡盐水送服。有壮元阳、补心肾之功效。适用于心肾阳虚所致的形寒怕冷、腰背冷痛、四肢不温、心悸怔忡、胸部憋闷、阳痿不举等症。

（2）壮阳散：制马钱子 10 g，制麻黄 10 g，蜈蚣 20 条，肉桂 30 g，巴戟天 30 g，油制淫羊藿 300 g，研细末，每日 2 次，每次服 2 ~ 3 g，米酒送服。有温肾壮阳之功效。适用于阳虚面白、胃寒腰冷等症。

2. 补阴类

（1）补肺阿胶散：阿胶 45 g，牛蒡子（炒香）7.5 g，炙甘草 7.5 g，马兜铃 15 g，杏仁 6 g，糯米 30 g，研细末，每日 3 次，每次服 3～6 g，饭后温开水冲服。有养阴补肺之功效。适用于肺阴虚热盛所致咳嗽气喘、咽喉干燥、咳痰不爽或痰中带血等症。

（2）十精散：菟丝子 30 g，熟地黄 30 g，五味子 30 g，川杜仲 30 g，巴戟天 30 g，川石斛 30 g，甘菊花 30 g，钟乳石 30 g，人参 30 g，云母 30 g，研细末。每日 3 次，每次服 10～12 g，温开水冲服。有补肾益气、养肝明目之功效。适用于肝肾阴精亏虚、元气不足所致的形体消瘦，神疲乏力，气短懒言，面容憔悴，腰膝酸软，筋骨痿弱，头晕目花，视物不清，耳鸣失聪，须发早白，牙齿松动、脱落等。又可用于中老年气虚阴精亏虚者，经常服用，能抗衰老、延年益寿。

3. 补气类

（1）人参蛤蚧散：全蛤蚧 1 对，杏仁 150 g，炙甘草 150 g，人参 60 g，茯苓 60 g，贝母 60 g，桑白皮 60 g，知母 60 g，研细末，每日 3 次，每次 6 g，空腹温开水冲服。有益气清肺、止咳定喘之功效。适用于咳久气喘、痰稠色黄或咳吐脓血，胸中烦闷，身体日渐羸瘦，或面部浮肿等属于肺肾气虚者。

（2）洋参灵芝三七散：西洋参 30 g，灵芝 90 g，三七 30 g，丹参 45 g，研细末，每日 2 次，每次 3～5 g，温开水冲服。有益气养阴、通络止痛之功效。适用于气阴两虚的冠心病患者。

4. 补血类

（1）山药内金散：淮山药 100 g，鸡内金 50 g，研细末，每日 2 次，每次 12 g，温酒冲服。有补脾肾、通血脉之功效。适用于脾肾精、气血亏虚所致的闭经、神疲乏力、食少、面黄肌瘦等症。

（2）杞地二花散：枸杞子 200 g，熟地黄 200 g，杭菊花 100 g，密蒙花 150 g。研细末，每日 2 次，每次 10 g，温开水冲服。有补肝益肾、养血明目之功效。适用于肝肾血亏虚的头晕目花，双目干涩、畏光发胀、视物不清，面色无华，腰膝酸软等症。

5. 气血双补类

泰山磐石散：人参 100 g，黄芪 120 g，当归 120 g，续断 120 g，白芍 100 g，熟地黄 120 g，白术 100 g，砂仁 50 g，川芎 30 g，炙甘

草 50 g，黄芩 100 g，糯米 300 g。研细末，每日 2 次，每次 10 ~ 12 g，温开水冲服。有补气健脾、养血安胎之功效。适用于妇女气血两虚所致的面色萎黄、倦怠乏力、不思饮食、胎动不安、小腹坠胀、腰膝酸楚、妊娠阴道流血等症。又可用于先兆性流产、习惯性流产等属于气血亏虚者。

三、丸（丹）剂

丸剂是将药物细末用蜜、水、米糊或药汁等赋形剂制成的圆形固体剂型。通常分为蜜丸、水丸、糊丸、浓缩丸 4 种。是较为广泛应用的剂型之一。丸剂的制作较为复杂，但具有体积小的特点，携带、储存、服用都比较方便。丸剂的另一个特点是吸收缓慢、药力持久、对慢性虚弱性疾病尤为实用，是慢补的重要措施之一。

1. 补气类

（1）人参健脾丸：人参 60 g，白术（土炒）60 g，陈皮 60 g，山楂 45 g，枳实 90 g，和神曲糊为糊丸，每日 2 次，每次 9 g，米汤送服。有健脾养胃、理气消胀之功效。适用于脾胃气虚所致的饮食不化等症。

（2）人参固本丸：人参 60 g，天门冬 120 g，麦门冬 120 g，生地黄 120 g，熟地黄 120 g，和为小蜜丸，如梧桐子大，每日 2 次，每次 50 ~ 60 g，温酒或淡盐水空腹送服。有益气阴、养心脾、补肾精等功效。适用于心肺肾虚、气阴不足所致的咽干口燥、短气无力、咳喘、消渴、烦热、大便干结等症。

2. 补血类

（1）何首乌丸：何首乌 120 g，川牛膝 120 g，熟地黄 120 g，赤勺 120 g，酒煮米糊为糊丸，每日 3 次，每次 10 ~ 12 g，温酒或米汤空腹送服。有滋阴血、壮筋骨之功效。适用于阴血亏虚、经脉失养所致的腰膝酸软，筋骨酸痛，手足麻木，四肢关节活动不灵活，指、趾挛急等。又可用于风湿性关节炎、类风湿性关节炎、肩周炎、雷诺综合征、腰肌劳损等属于血虚失养者。

（2）王母桃丸：制首乌 60 g，熟地黄 60 g，枸杞子 45 g，白术

60 g，巴戟天 30 g。为小蜜丸，每日 10 ~ 12 g，温开水空腹送服。有补脾肾、益精血、悦容颜、乌须发之功效。适用于脾肾虚弱、精血不足所致的形体消瘦、面容憔悴无华、头晕目眩、视物模糊，中老年精血亏耗者，经常服用，可抗衰老、延年益寿。

3. 补阴类

（1）黄精二子丸：黄精 100 g，枸杞子 100 g，女贞子 100 g，泽泻 100 g。炼蜜为丸，每日 3 次，每次 10 ~ 12 g，温开水送服。有滋阴补血、降脂去浊之功效。适用于肝肾阴虚所致的头发早白，眼花、目干涩、视物模糊，面色萎黄，记忆力减退等症。又可用于动脉硬化而属于肝肾阴虚者。

（2）左归丸：熟地黄 240 g，炒山药 120 g，枸杞子 120 g，山茱萸 120 g，川牛膝 90 g，菟丝子 120 g，鹿角胶 120 g，龟板 120 g。炼蜜为丸，每日 2 次，每次 15 g，空腹淡盐水送下。有滋阴补肾之功效。适用于真阴不足所致的头目眩晕、腰痛腿软、遗精滑泄、自汗盗汗、口燥咽干、渴欲饮水等症。

4. 补阳类

（1）肾气丸：干地黄 240 g，山药 120 g，山茱萸 120 g，泽泻 90 g，茯苓 90 g，牡丹皮 90 g，桂枝 30 g，炮附子 30 g。为蜜丸，每日 2 次，每次 15 g，温开水送服。有温补肾阳之功效。适用于肾阴不足所致的腰痛脚软，下半身常有冷感，少腹拘急，小便不利或小便频数，以及脚气、消渴、转胞等症。

（2）右归丸：熟地黄 240 g，炒山药 120 g，山茱萸 90 g，枸杞子 120 g，鹿角胶 120 g，菟丝子 120 g，杜仲 120 g，当归 90 g，肉桂 60 ~ 120 g，制附子 60 ~ 180 g。为蜜丸，每日 2 次，每次 15 g，温开水送服。有温补肾阳、填精补血之功效。适用于肾阳不足、命门火衰所致的久病气衰、神疲乏力，畏寒肢冷，或阳痿遗精，或大便不实，甚则完谷不化，或小便自遗，或腰膝软弱，下肢浮肿等症。

5. 气血双补类

人参鹿茸丸：人参 75 g，鹿茸 60 g，当归 120 g，杜仲 120 g，补骨脂 120 g，巴戟天 120 g，牛膝 120 g，菟丝子 120 g，茯苓 120 g，

黄芪 120 g，香附 120 g，黄檗 120 g，龙眼肉 120 g，冬虫夏草 30 g。为蜜丸，每日 2 次，每次 15 g，温开水或温酒送服。有补血生精、益气养神之功效。适用于气血虚弱所致的神经衰弱、目暗耳聋、耳鸣重听、腰腿酸软、遗精盗汗、气短多汗、全身乏力、神经症、阳痿不举、心悸怔忡、妇女产后虚弱。又可用于中老年气血双虚者，经常服用，可益寿延年。

四、膏剂

膏剂，是传统医药学中的常用剂型之一。根据用途和制作上的不同，可分为内服膏剂与外用膏剂两大类。

1. 参芪膏　黄芪、党参。有益气健脾之功效。适用于气虚所致的一切病症。

2. 蛤蚧党参膏　蛤蚧、党参。有补气、益精、助阳之功效。适用于脾胃气虚所致的一切病症。又可用于肺肾气虚所致的一切病症，以及阳痿之证。

3. 当归养血膏　当归膏、阿胶。有滋补阴血之功效。适用于血虚所致的头晕眼花、心悸不宁、面白无华、形体消瘦等。

4. 八仙长寿膏　熟地黄、山萸肉、山药、丹皮、茯苓、泽泻、麦冬、五味子、蜂蜜等。有滋阴固摄之功效。适用于阴虚所致的病症。久服可益寿延年。

5. 首乌延寿膏　何首乌、生地、菟丝子、怀牛膝、炒杜仲、桑葚子、金樱子、黑芝麻、旱莲草、女贞子、忍冬藤、豨莶草、桑叶、蜂蜜。有滋补肝肾、祛病益寿之功效。适用于肝肾阴虚所致的须发早白、发脱稀疏，腰膝酸软，耳鸣失聪，未老先衰等症。

五、药酒

药酒是一种浸出制剂，是选用适当的中药和可供药用的食物，用白酒或黄酒浸泡后，去渣取出含有效成分的液体，用以补养体虚或治疗疾病的传统剂型。

1. 补气类

（1）回春酒：人参30 g，荔枝肉1000 g，白酒2500 mL。将人参切薄片、荔枝去核去壳，装入绢袋加白酒，密封置阴凉处，7天后开封取饮。每日2次，每次20～30 mL。有补元气、益脾肺、生津液、安心神之功效。适用于元气亏虚、脾肺气虚、阴津不足所致的神疲气短，动则出汗、喘促，食差，易疲劳，性功能减退，易感冒等。

（2）参芪酒：党参30 g，黄芪30 g，山药20 g，云苓20 g，白术20 g，扁豆20 g，甘草20 g，大枣30 g，白酒1500 mL。研粗末，用细纱布包扎好，加白酒密封置阴凉处，14天后开封饮用。每日2次，每次10～20 mL，温饮。有补气、健脾、养血之功效。适用于脾胃气虚所致的神疲乏力、食差、形体消瘦、肢体麻木。

2. 补血类

（1）阿胶酒：阿胶80 g，黄酒500 mL，用黄酒将阿胶文火煮化，待冷收瓶中备饮，每日3次，每次20～30 mL。有补血、滋阴、润肺之功效。适用于血虚所致的面色不华、面黄肌瘦、心悸心慌、四肢麻木；肺阴亏虚所致的虚劳咳嗽、痰少带血等症。

（2）五精酒：黄精200 g，枸杞子250 g，天门冬250 g，炒白术200 g，松叶300 g，白酒3000 mL。将上药研粗末，加白酒密封常摇动，15天后开封饮用。每日2次，每次10～20 mL。有补益精髓、抗衰延年之功效。适用于精髓亏虚所致的形体消瘦、倦怠乏力、面色萎黄、食欲不振、心悸失眠、目暗昏花、视物模糊、早衰发白、齿松易脱等。对于中老年精血亏虚者，经常服用可抗衰老、延年益寿。

3. 补阴类

（1）双参酒：西洋参30 g，沙参20 g，麦冬20 g，黄酒800 mL。研粗末，加黄酒文火煮沸，冷后密封，每日摇动数次，7天后开封，加凉白开200 mL，摇匀备饮。每日2次，每次10～20 mL。有滋阴益气、生津润燥之功效。适用于气阴双虚所致的心烦体倦、气短汗出、口渴多饮、咽干唇焦、小便短少、皮肤干燥及热病后期形消体瘦、饥而不欲食、烦躁、夜卧不宁等。

（2）春寿酒：天门冬 60 g，麦门冬 60 g，生地 60 g，熟地 60 g，山药 50 g，大枣 50 g，白酒 3000 mL。将上药粗碎，用细纱布袋装好紧口（大枣去核），放入白酒坛中，密封 7 天后开封取饮。每日 3 次，每次 10～12 mL。有滋阴养血、健脾补肾、益寿延年之功效。适用于阴血亏虚、兼有脾失健运的腰膝酸软、头晕耳鸣、须发早白、午后低烧、盗汗烦渴、梦遗早泄等。对于中老年阴血亏虚者，久服可益寿延年。

4. 补阳类

（1）助阳益寿酒：老党参 20 g，熟地黄 20 g，枸杞子 20 g，沙苑子 15 g，淫羊藿 15 g，公丁香 15 g，远志肉 10 g，广沉香 6 g，荔枝 10 个，白酒 700 mL。将上药研为粗末，用绢袋装好入白酒坛中，密封 3 昼夜，开封后用文火煮沸数百沸，冷后加封，置冷水中拔去火毒，经 21 天后，开封取饮。每日温饮 2 次，每次 10～12 mL。空腹饮用。有补肾壮阳、益肝养血、健脾和胃、延年益寿之功效。适用于肾阳亏虚所致的阳痿不举、遗精早泄，肝肾精血亏虚所致的腰膝酸软、头晕眼花、心悸心慌、失眠多梦，脾胃气虚所致的气短乏力、面黄肌瘦、食欲不振、干呕呃逆、便溏泄泻等。又可用于老年阳气虚者，久服可延年益寿。

（2）狗肾酒：狗肾鞭 1 条，白酒 500 mL。将狗肾鞭阴干，入白酒中浸泡，每日 2 次，每次 15 mL。有壮阳补肾、益精固髓之功效。适用于男子阳痿、肾虚腰痛，女子畏冷身弱。

5. 气血双补类

（1）补血益气酒：人参 30 g，白茯苓 60 g，枸杞子 60 g，天门冬 80 g，麦冬 80 g，生地黄 120 g，熟地黄 120 g，砂仁 20 g，沉香 9 g，木香 15 g，白酒 500 mL。将上药粗碎，用绢袋装好入酒中，密封 3 天后，隔水煮半小时左右（以酒色为浅黑色为度），取出放阴凉处，4～5 天后即开封取饮，每日 2 次，每次 10～12 mL。有益气补血、滋阴养精之功效。适用于气血亏虚、阴精虚损所致的病症。

（2）周公百岁酒：黄芪 60 g，党参 30 g，白术 30 g，茯神 60 g，当归 36 g，肉桂 18 g，生地黄 40 g，熟地黄 40 g，麦冬 30 g，茯苓

30 g，五味子 24 g，山茱萸 30 g，枸杞子 30 g，川芎 30 g，龟板胶 30 g，羌活 25 g，防风 30 g，陈皮 30 g，白酒 5000 mL。将上药粗碎，用细纱布袋装好，入酒中密封，14 天开封饮用。每日 3 次，每次 10~12 mL，空腹饮。有壮元气、益精血、和血脉、延年益寿之功效。适用于元气亏虚、精神不足所致的病症。又可用于中老年虚衰之证。久服可益寿延年。

六、药茶

药茶有两种类型，一种用中药以开水冲泡或稍加煎煮而供饮用；另一种是以茶叶为主，辅品而配伍适当的药物，用开水冲泡以供饮用，有人称之为药疗。饮服方式与日常饮茶基本相同。茶方有单味，也有复方，既能防病治病，又能益寿延年，用途较为广泛。除了具有茶叶本身的作用外，还具有所配伍药物的功效。其特点是取材简易，组方精练、灵活，使用方便，人们乐于接受。

1. 芝麻养血茶　黑芝麻 6 g，茶叶 3 g。将黑芝麻炒黄后，与茶叶一起加水适量，煎煮或沸水冲泡 10 min。每日饮 1~2 剂，一剂可多冲泡几次。有滋补肝肾、养血润肺之功效。适用于肝肾亏虚所致的皮肤粗糙、毛发黄枯或早白、耳鸣等。

2. 枸杞五味茶　枸杞子、五味子等量。研粗末，用沸水冲泡，每日 2 次，每次 5 g，代茶饮用。有滋补精血之功效。适用于精血不足、头晕耳鸣、视物昏花、遗精、慢性肝炎等。

3. 八仙茶　粳米、黄粟米、黄豆、赤小豆、绿豆（五香炒香熟）各 250 g，细茶叶 500 g，净芝麻 375 g，净花椒 75 g，净小茴香 150 g，炮干姜 30 g，炒晶盐 30 g，研细末等分拌匀，装瓷罐储藏。每日 3 次，每次 6~9 g，沸水冲泡。有补精润肤、保元固肾之功效。适用于气血不足及产后、病后体虚之证，倦怠疲劳、畏寒、四肢不温、皮肤燥涩、易感冒及命门火衰、肾气不足等。

4. 返老还童茶　乌龙茶 3 g，槐角 18 g，何首乌 30 g，冬瓜皮 18 g，山楂肉 15 g。将上四味药煎沸 20 min 左右，取沸汁冲泡乌龙茶饮用，每日 1 剂，不拘时服用。有滋补肝肾、润须乌发、消脂减肥、延年益寿之功效。适用于肝肾阳虚、头晕眼花、耳鸣、毛发枯黄、发早白及肥胖症、高血压、高脂血、动脉硬化症等。

5. 西洋参茶　西洋参 1～2 g。切成薄片，以沸水冲泡 20 min，代茶饮。每日 1 剂，不拘时服用。有益气生津、润肺清热之功效。适用于肺、胃阴虚，低热或虚火上炎之口舌糜烂、口干等。

七、药膳

药膳是将药物与食物结合，通过烹调加工制成具有一定色、味、形的美味佳肴。药助食威，食借药力，相辅相成，既不同于一般剂型，又有别于普通饮食，是一种既有药物功效，又有食物营养双重效益的特殊食品。是防病治病、补益强身、益寿延年的良好剂型，用途较为广泛，效果令人极为满意，凡能掌握一般的烹调方法，都能使用此剂型。

1. 烩鳝鱼丝　鳝鱼 500 g，红糖、植物油、酱油、醋、豆粉各少许。将鳝鱼去头、骨、内脏，洗净切丝，先用炒锅煸炒后备用。烧热锅，放植物油，待九成熟，将鱼丝放锅内，加以上调料，武火翻炒，再用水、淀粉勾芡即成。有补虚、补血、消肿之功效。适用于中老年人营养不良性水肿。

2. 地骨爆肉　地骨皮 12 g，陈皮 10 g，神曲 10 g，嫩羊肉 250 g，羊肝 250 g。将上药煎煮 40 min，取汁浓缩备用。烧热油锅，待油九成熟，入羊肝、羊肉丝，爆炒至熟，加药汁、葱、豆豉、盐、糖、料酒，待沸时勾芡出锅。有补气养血之功效。适用于久病体虚消瘦等。

3. 山药羊肉汤　羊肉 500 g，淮山药 50 g。洗净羊肉，切山药为薄片备用。将羊肉烧至酥烂（同葱、姜、胡椒、酒一起炖），捞出晾凉，切成片，再将原汤去葱姜，放入山药片煮熟，再加盐、味精，搅匀后同山药片一起入羊肉碗内即成。有补脾益肾、温中暖下之功效。适用于虚劳骨蒸、下元久冷等症。

4. 山莲葡萄粥　山药 50 g，莲实 50 g，葡萄干 50 g，白糖适量。洗山药，切成片。温水浸泡莲实，去皮、芯，同葡萄干一起入砂锅武火至沸，文火煮烂熟，入白糖即成。有补脾益心之功效。适用于面色黄白、乏力倦怠、形体虚弱、便秘腹胀等症。

5. 归参炖母鸡 母鸡1只，当归15 g，党参15 g。将鸡杀后去毛、内脏，洗净。将药装入鸡腹腔内，放入砂锅内，加水、葱、姜、料酒、盐，用炖法至熟。有益气养血、补虚之功效。适用于久病体衰、反胃少食等症。

第十章　针灸养生保健法

针灸及与之相关联的刮痧，不但是很有效验的医疗方法，而且在养生与保健方面也有独到之处。在长期的医学实践中，经络学、腧穴学、针法学、灸法学、针具等都在不断地进展，其应用范围也在日趋扩大，深受人们的欢迎。

第一节　经络与养生

经络是经脉和络脉的总称。经是贯通上下、沟通内外的路径，而络则是从经脉主干上分支出来的细小网络，它纵横交错，遍布全身。所以说，经络通其连接、沟通、网络作用，将人体各部连接成为一个有机的整体；并借以行气血，营阴阳，使人体各部的功能活动得以保持协调和相对的平衡。

经络系统是由经脉和络脉组成的。其中经脉包括十二经脉和奇经八脉，以及附属十二经脉的十二经别、十二经筋、十二皮部。络脉有十五络、浮络、孙络等。

经络具有联系脏腑和肢体的作用。人体脏腑、组织器官相互联系、有机配合，主要是依靠经络系统的联络沟通作用实现的。并有运行气血、濡养周身的作用。

由于经络能"行血气而营阴阳"，营气运行于脉中，卫气行于脉外，使营卫之气密布于周身，加强了人体的防御能力，起到了抵抗外部、防病保健的作用。

针灸按摩、气功等之所以能防病治病，是基于经络具有传导感应和调整虚实的功能。针刺中的"得气"现象和"气行"现象是经络传导感应功能的表现。针灸的治法就是通过适当的穴位和运用适当的刺激方法激发经络本身的功能，能使"泄其有余，补其不足，阴阳平复"。

第二节　腧穴与养生

一、腧穴及定位方法

（一）腧穴的概念

腧穴是人体脏腑经络之气输注于体表的部位。腧与"输"通，有转输的含义，"穴"即孔隙的意思。经过长期的、大量的医疗实践，人们对腧穴的部位特点和治疗范围的认识更深入一步，不仅确定了位置，明确了主治，并赋予了名称，以后又进行了系统的分类。

（二）腧穴的分类

腧穴分为十四经穴、奇穴、阿是穴三类。

十四经穴简称"经穴"。即分布于十二经脉及任督二脉上的腧穴。经穴具有主治本经病症的共同作用。

奇穴是指具有一定的穴名，又有明确部分的位置，但尚未列入十四经系统的腧穴，又称"经外奇穴"。这些腧穴对某些病症具有特殊的治疗和预防作用。

阿是穴又称压痛点，这一类腧穴即无具体名称，又无固定位置，而是以压痛点和其他反应点作为针灸部位。

（三）腧穴的作用

腧穴的作用与脏腑、经络有密切关系。一般来说，腧穴各归属于某一条经，而每一条经又各隶属于某一脏腑，如果在体表的穴位上施以针或灸，就能够调节脏腑功能，预防和治疗某些疾病。

（四）腧穴的定位方法

腧穴的定位方法可分为骨度分寸法、体表标志法、手指比量法和简易取穴法4种。

1. 骨度分寸法　骨度分寸法即以骨节为主要标志测量周身各部的大小、长短，并依其尺寸按比例折算，作为定穴的标准。

2. 体表标志法

（1）固定标志：是利用五官、毛发、爪甲、乳头、脐窝及骨节凸起和凹陷、肌肉隆起等部位作为取穴标志。如两眉之间取印堂，两乳中间取膻中；脐旁 2 寸取天枢；腓骨小头前下缘取阳陵泉；俯首显示最高的第七颈椎棘突下取大椎等。

（2）活动标志：是利用关节、肌肉、皮肤随活动而出现的孔隙、凹陷、皱纹等作为取穴标志，如取耳门、听宫、听会等应张口；取下关应闭口；曲池屈肘时于横纹头处取之。

3. 手指比量法　手指比量法是在分部折寸的基础上，医者用手指比量取穴的方法，又称"指寸法"。

（1）中指同身寸：即以患者的中指屈曲时，中节内侧两端纹头之间作为 1 寸，这种方法适应于四肢及脊背作为横寸折算。

（2）拇指同身寸：即以拇指指关节之横度作为 1 寸。

（3）横指同身寸：就是将食指、中指、无名指、小指相并，四横指为一夫，即四横指相并，以其中指第二节为准，量取四指之横度作为 3 寸。此法多用于下肢、下腹部和背部的横寸。

手指比量法必须在骨度规定的基础上运用，不能以指寸悉量全身各部，否则长短失度。

4. 简便取穴法　简便取穴法是临床上常用的一种简便易行的取穴方法，如列缺穴，以患者左右两手之虎口交叉，一手食指压在另一手腕后高骨的正中上方，在食指尖处有一小凹陷就是本穴；垂肩屈肘取章门穴；两耳角直上连线中点取百会等。

二、腧穴与养身保健

历代针灸医籍中所载十四经经穴数目收集了 361 个，同时，还陆续发现了一些新的、有效的、特定的腧穴。

（一）手太阴肺经穴

1. 尺泽　位于肘横纹中，肱二头肌腱桡侧缘。局部解剖在肱二头肌腱的桡侧，肱桡肌起始部；有头静脉，桡返动、静脉分支；布有前臂外侧皮神经，桡神经本干。

适用于咳嗽、气喘、咳血、潮热、咽喉肿痛、舌干、胸部胀满、吐泻、小儿惊风、肘臂挛痛、乳痛。

刺灸法是直刺 0.5～0.8 寸，或点刺出血；可灸。

2. 少商 位于拇指桡侧，指甲角旁 0.1 寸许取穴。局部解剖有指掌侧固有动、静脉所形成的动、静脉网；布有前臂外侧皮神经和桡神经浅支的混合支，正中神经的掌侧固有神经的末梢神经网。

适用于咽喉肿痛（点刺出血见效快）、咳嗽、鼻出血、中风昏迷、癫痫、中暑呕吐、发热、小儿惊风、指腕疼痛。

刺灸法是向腕平刺 0.2～0.3 寸或三棱针点刺出血几滴；可灸。

（二）手阳明大肠经穴

1. 合谷 位于第一、第二掌骨之间，约在第二掌骨桡侧之中点取穴。局部解剖在第一骨间背侧肌中，深层为拇内收肌横头；有手背静脉网，近侧正当桡动脉穿向手掌处；布有桡神经浅支的掌背侧神经，深部为正中神经的指掌侧固有神经。

适用于头面、口咽部的疾病，如目赤肿痛、牙痛、鼻衄、面部肿痛、失音、头痛、眩晕、耳聋、半身不遂、发热无汗、多汗、咳嗽、腹痛、便秘、经闭、滞产、小儿惊风等。用于催产补合谷、泻三阴交有良好之作用。刺灸法是直刺 0.5～1 寸；可灸。

2. 曲池 位于肘横纹桡侧端凹陷处，约在尺泽（手太阴肺经）与肱骨外上踝连线之中点。局部解剖在肱桡肌的桡侧，桡侧腕长伸肌起始部；有桡返动脉分支；布有前臂背侧皮神经，内侧深层为桡神经本干。

适用于热病、咽喉肿痛、手臂肿痛、上肢不遂、手臂无力、月经不调、疮疖、隐疹、丹毒、腹痛、吐泻、痢疾、齿痛、目赤痛、目不明、高血压、胸中烦满、癫狂、疟疾。

保健配穴举例：常配血海穴用于荨麻疹；配太冲穴用于高血压；配外关、合谷用于上肢不遂；配阑尾穴用于阑尾炎。适用于一切皮肤病、热病。本穴在保健治疗方面有很好之作用。刺灸法是直刺0.8～1.2寸；可灸。

（三）足阳明胃经经穴

1. 天枢　位于脐中一神阙穴（任脉 RNS）旁开2寸。局部解剖在腹直肌及其鞘处；有第十肋间动、静脉之支及腹壁下动、静脉；布有第十肋间神经分支。

适用于绕脐腹痛、呕吐、腹胀、肠鸣、症瘕、痢疾、泄泻、便秘、肠痈、痛经、月经不调、水肿。

保健配穴举例：呕吐配内关；腹痛、腹泻、便秘配足三里；痛经、月经不调配三阴交、关元。刺灸法是直刺0.8～1.2寸；可灸。

2. 足三里　位于犊鼻（屈膝，在髌骨下方，髌韧带外侧凹陷中）下3寸，距胫骨前嵴外侧一横指，在股骨前肌上，屈膝或平卧取之。局部解剖有股骨前肌，外侧为趾长伸肌；有胫前动、静脉；布有腓肠外侧皮神经及隐神经的皮支。深层为腓深神经。

本穴有强壮作用，适用于虚证，为保健要穴；能通降腑气，调整胃肠功能，同时对呼吸、循环、神经、内分泌系统都有良好的调整作用；能增强人体的防卫功能，针刺本穴后可使白细胞总数上升，增强对细菌的吞噬能力，增强机体的免疫能力，防御外来致病因素的侵袭。另外，对健康人具有消除疲劳的作用。应用范围很广泛。调整胃肠功能，如胃痛、呕吐、腹胀、肠鸣、消化不良、泄泻、便秘、痢疾等。其他系统的调整作用，如治乳痈、头晕、耳鸣、心悸、气短、癫狂、妄笑、中风、水肿、脚气、膝胫酸痛、产妇血晕等。

刺灸法是直刺0.5～1.5寸；可灸，常灸可养生保健，增强人体免疫功能。

（四）足太阴脾经穴

1. 三阴交　位于内踝高点上3寸，胫骨内后缘取穴。局部解剖在胫骨后缘和比目鱼肌之间，深层有屈指长肌；有大隐静脉，深层有胫后动、静脉；布有小腿内侧皮神经，深层后方有胫神经。

适用于月经不调、崩漏、赤白带下、阴挺、经闭、症瘕、难产、产后血晕、恶露不行，以及梦遗、遗精、阳痿、阴茎痛等。消化系统及其他方面，如脾胃虚弱、肠鸣腹胀、消化不良、水肿、小便不利、遗尿、失眠、神经性皮炎、湿疹、荨麻疹、高血压、下肢痿痹、脚气等。

保健配穴举例：生殖系统疾病常配关元、气海、肾腧；消化系统疾病常配中脘、足三里；泌尿系统疾病常配中极、肾腧。刺灸法是直刺 1～1.5 寸；可灸。

2. 血海　位于屈膝在髌骨内上髁上 2 寸，在股四头肌内侧头的隆起处取穴。局部解剖在股骨内上髁上缘，股内侧肌中间；有股动、静脉肌支；布有股前皮神经及股神经肌支。

适用于月经不调、痛经、经闭、崩漏、股内侧痛、皮肤湿疹、隐疹、湿疮、瘙痒、丹毒等。对治疗皮肤病有一定的效果。刺灸法是直刺 1～1.5 寸；可灸。

（五）手少阴心经穴

1. 通里　位于仰掌在尺侧腕屈肌腱的桡侧缘，腕横纹上 1 寸。局部解剖在尺侧腕屈肌腱与指浅屈肌之间，深层为指深层肌；有尺动脉通过；布有前臂内侧皮神经，尺侧为尺神经。

适用于暴喑、舌强不语、心悸、怔忡、腕臂痛。刺灸法是直刺 0.3～0.5 寸；可灸。

2. 神门　位于仰掌，在尺侧腕屈肌腱的桡侧缘，腕横纹上取穴。局部解剖在尺侧腕屈肌腱与指浅屈肌之间，深层为指深屈肌；有尺动脉通过；布有前臂内侧皮神经，尺侧为尺神经。

适用于心痛、心烦、健忘、失眠、惊悸、怔忡、痴呆悲哭、癫狂痫证、胸胁痛、头痛眩晕、失音等。

保健配穴举例：失眠配百会、三阴交；癫痫大发作配通里、百会、大陵。

（六）手太阳小肠经穴

1. 少泽　位于小指尺侧，去指甲角 0.1 寸许取穴。局部解剖有指掌侧固有动、静脉，指背动脉形成的动、静脉网；布有指背神经和指掌侧固有神经（尺神经）。

适用于热病、中风昏迷、乳汁少、乳痈、咽喉肿痛、头痛、耳聋、耳鸣、肩臂外后侧疼痛。刺灸法是斜刺 0.1 寸或点刺出血；可灸。

2. 听宫　位于耳屏与下颌关节之间，微张口呈凹陷处取穴。局部解剖有颞浅动、静脉的耳前支；布有面神经及三叉神经的第三支的耳颞神经。

适用于耳聋、耳鸣、上齿痛、癫狂痫。

保健配穴举例：耳鸣、耳聋配翳风、外关。刺灸法是直刺 0.5～1 寸；可灸。

（七）足太阳膀胱经穴

1. 睛明　位于目内眦的外上方陷中。局部解剖在眶上缘，睑内侧韧带中，深部为眼内直肌；有内眦动、静脉和滑车上、下动静脉，深层上方有眼动、静脉本干；布有滑车上、下神经，深层为眼神经分支，上方为鼻睫神经。

适用于目赤肿痛、目眩、迎风流泪、内眦痒痛、视物不明、近视、夜盲、色盲等。

刺灸时嘱患者闭目，左手将眼球推向外侧固定，针沿眼眶边缘缓缓刺入 0.5～1 寸；不宜作大幅提插、捻转，出针后按压针孔片刻，以防出血；禁灸。

2. 委中　位于腘窝横纹中央，于股二头肌位与半腱肌腱的中间，俯卧屈膝取穴。局部解剖在腘窝正中，有腘筋膜、皮下股腘静脉，深层内侧为腘静脉，最深层为腘动脉；有股后皮神经，正当股神经处。

适用于腰痛、下肢痿痹、腹痛、筋脉挛急、吐泻、遗尿、丹毒等。刺灸法是直刺 1～1.5 寸；或用三棱针点刺出血；可灸。

（八）足少阴肾经穴

1. 涌泉　位于足底（去趾）前 1/3 处，足趾跖屈时呈凹陷处。局部解剖有趾短屈肌腱、趾长屈肌腱、第二蚓状肌，深层为骨间肌；

有来自胫前动脉的足底弓；布有足底内侧神经支。

适用于头顶痛、头昏、失眠、咽喉痛、舌干、失音、大便秘结、足心热、小儿惊风、癫狂、昏厥、小便不利等。是气功、按摩等方法的保健穴。刺灸法是直刺0.5~1寸；可灸。

2. 太溪 在内踝与跟腱之间的凹陷中取穴。局部解剖有胫后动、静脉；布有小腿内侧皮神经，在胫神经之经过处。

本穴具有补肾气的作用，常治月经不调、遗精、阳痿、小便频数、消渴、气喘、咽喉肿痛、齿痛、失眠、健忘、耳聋、耳鸣、腰脊痛、内踝肿痛、头痛目眩等。刺灸法是直刺 0.5~1 寸；可灸。

（九）手厥阴心包经穴

1. 内关 在仰掌时，位于腕横纹上 2 寸，在掌长肌腱与桡侧肌腱之间。局部解剖在桡侧腕屈肌腱与掌长肌腱之间，有指浅屈肌，深层为指深层屈肌；有前臂正中动、静脉，深层为前臂掌侧骨间动、静脉；布有前臂内侧皮神经，下为正中神经掌皮支，最深层为前臂掌侧骨间神经。

本穴是治疗胸心痛、神志病、胃病的常用穴。对心率具有双向调整作用，即心率快的可使之减慢，慢的可使之加快。在一般情况下，以减慢为主要倾向。有人指出，针刺对心率的影响与针刺手法有密切关系，补法多引起心率减慢，泻法多引起心率加快。并认为针刺对心率的影响主要是通过对自主神经系统功能的调整所致。

适用于心痛、心悸、胸痛、胸闷、胃痛、呕吐、呃逆、失眠、癫痫、眩晕、中风瘫痪、热病、肘臂挛痛等。刺灸法是直刺 0.5~1 寸；可灸。

2. 劳宫 位于掌心横纹中，在第三掌骨的桡侧，屈指握拳时，中指指尖所点处取穴。局部解剖在第二、第三掌骨间，下为掌腱膜、第二蚓状肌及指浅、深屈肌腱，深层为拇指内收肌横头的起端，有骨间肌，指掌侧总动脉；布有正中神经的第二指掌侧总神经。

适用于心痛、癫狂痫、中暑、口疮、口臭、中风昏迷等，是气功方法的常用穴。刺灸法是直刺 0.3~0.5 寸；可灸。

（十）手少阳三焦经穴

1. 外关　位于腕背横纹上2寸，桡骨与尺骨之间。局部解剖在指总伸肌与拇长伸肌之间，深层有前臂骨间背侧动脉和掌侧动、静脉；布有前臂背侧皮神经，深层有前臂骨间背侧及掌侧神经。

适用于热病、头痛、目赤、肿痛、耳聋、耳鸣、胁痛、肩背痛、肘臂屈伸不利、手指疼痛、手颤。

保健配穴举例：耳鸣、耳聋配耳门、听会；胁痛配阳陵泉。刺灸法是直刺0.5~1寸；可灸。

2. 耳门　位于耳屏上切迹前方，下颌骨髁状突后缘凹陷中，张口取穴。局部解剖有颞浅动、静脉耳前支；布有耳颞神经，以及面神经分支。

适用于耳聋、耳鸣、聤耳、齿痛、颈颌痛等。刺灸法是直刺0.5~1寸；可灸。

（十一）足少阳胆经穴

1. 风池　在颈后，与风府穴相平，在胸锁乳突肌与斜方肌上端之间的凹陷中取穴。局部解剖在胸锁乳突肌与斜方肌上端附着部之间的凹陷中，深层为头夹肌，有枕动、静脉分支；布有枕小神经分支。

适用于头痛、血晕、颈项强痛、目赤痛、鼻渊、鼻衄、耳鸣、感冒、热病、中风、疟疾、口眼㖞斜等。

保健配穴举例：头痛按中医理论一般分为风邪袭络、肝阳上亢、气血不足、血瘀阻络四型。本穴适宜于肝阳上亢，配百会、太冲可平息亢逆之风阳，毫针刺用泻法。刺灸法是向对侧眼睛方向斜刺0.5~0.8寸；可灸。

2. 环跳　位于侧卧屈股，在股骨大转子最高点与骶骨裂孔的连线上，外1/3与中1/3的交点处取穴。

适用于腰胯疼痛、下肢痿痹、膝踝肿痛不能转侧、遍身风疹等。

保健配穴举例：下肢不遂配阳陵泉、足三里、太冲；下肢冷痛各穴采用温针灸。刺灸法是直刺2~2.5寸；可灸。

（十二）足厥阴肝经穴

1. 太冲　位于足第一、第二跖骨接合部之前凹陷中取穴。局部解剖在拇长伸肌腱外缘；有足背静脉网，第一趾背侧动脉；布有腓深神经的趾背侧神经，深层为胫神经足底内侧神经。

适用于眩晕、头痛、胁痛、腹胀、口㖞、目赤肿痛、疝气、癫痫、小儿惊风、月经不调、遗尿、足跗肿、膝股内侧痛、下肢痿痹。本穴是调理肝胆疾患的常用穴之一，实验证明具有缓解胆道口（奥狄氏）括约肌痉挛的作用。刺灸法是直刺0.5~0.8寸；可灸。

2. 期门　仰卧取穴，在锁骨中线上，第六肋间隙取穴。局部解剖有腹直肌；有肋间动、静脉；布有第六、第七肋间神经。

适用于胸胁胀满疼痛、呕吐、呃逆、吞酸、腹胀、饥不欲食、疟疾、乳痈。

保健配穴举例：胸胁胀痛配阳陵泉、太冲。刺灸法是斜刺0.5~0.8寸；可灸。

（十三）任脉经穴

1. 会阴　位于男性阴囊根部与肛门的中间；女性位于大阴唇后联合与肛门的中间。局部解剖在球海绵体中央，有会阴浅、深横肌；有会阴动、静脉分支；布有会阴神经分支。

适用于小便不利、痔疾、遗精、月经不调、阴痛、阴痒、癫狂、昏迷。刺灸法是直刺0.5~1寸；可灸。

2. 气海　应仰卧取穴，位于脐下1.5寸，腹中线上。局部解剖在腹白线上，深部为小肠，有腹壁浅动、静脉分支，腹壁下动、静脉分支；布有第十一肋间神经前皮支的内侧支。

本穴有强壮全身的作用，为保健要穴，可用针或灸的方法补益人体正气、肾气，是调节消化、泌尿、生殖系统疾病的有效穴位。也是下丹田所在部位，可治疗腹痛、水肿膨胀、脘腹胀满、泄泻、便秘、遗尿、遗精、阳痿、月经不调、痛经、经闭、带下、脏气虚惫、形体羸瘦、四肢乏力。

保健配穴举例：脘腹胀痛配中脘、足三里；阳痿配肾俞、太溪；

便秘配天枢、合谷。刺灸法是直刺 1~1.5 寸；可灸。

3. 中脘　仰卧取穴，位于脐 4 寸，腹中线上，于胸骨体下缘与脐中连线的中点处取穴。局部解剖在腹白线上，深部为胃幽门部；有腹壁上动、静脉；布有第七、第八肋间神经前皮支的内侧支。

适用于消化系统疾患，如胃脘痛、腹胀、呕吐、呃逆、反胃、吞酸、纳呆、食积不化、痞积、黄疸、泄泻、便秘、失眠、惊悸、癫痫等。据实验观察，针刺健康人的中脘穴，可使胃蠕动增强，表现为幽门立即开放，胃下缘轻度升高，空肠动力增强，上段尤为明显。

保健配穴举例：胃痛、呕吐配内关、足三里。刺灸法是直刺 1~1.5 寸；可灸。

（十四）督脉经穴

1. 命门　俯卧取穴，位于正中线，第二腰椎棘突下凹陷中取穴。局部解剖在腰背筋膜、棘上韧带及棘间韧带中；有腰动脉后支及棘间皮下静脉丛；布有腰神经后支内侧支。

适用于虚损腰痛、腰背强痛、阳痿、早泄、遗精、带下、遗尿等。刺灸法是向上斜刺 0.5~1 寸；可灸。

2. 大椎　俯状或正座低头，于第七颈椎棘突下凹陷中取穴。局部解剖在腰背筋膜、棘上韧带及棘间韧带中；有颈横动脉分支，棘间皮下静脉丛；布有第八颈神经后支内侧支。

本穴具有解热镇痛及补虚等作用。适于热病、疟疾、骨蒸盗汗、中暑项强、肩背痛、虚劳、癫痫、咳嗽、风疹、小儿惊风。

保健配穴举例：热病配曲池；据参考资料报道，对一些因"放疗"或"化疗"而致的白细胞减少症的患者，配合谷、足三里，可收到显著效果；热带嗜酸性粒细胞增多症配肺俞、足三里等穴，针后嗜酸性粒细胞即逐渐下降。刺灸法是向上斜刺 0.5~1 寸；可灸。

3. 百会　位于后发际正中直上 7 寸处，或于头部中线与两耳尖连线的交点处取穴。局部解剖在帽状腱膜中，有左右颞浅动、静脉及左右枕动、静脉吻合网；布有枕大神经及额神经分支。

适应于头痛、眩晕、中风失语、癫狂痫症、癔症、健忘、脱肛、阴挺、不寐、尸厥等。

保健配穴举例：中风不语配上廉泉、金津、玉液。刺灸法是平刺 0.5 ~ 0.8 寸；可灸。

（十五）经外奇穴

1. 太阳　位于正坐或侧伏，于眉梢与目外眦连线中点外开 1 寸的凹陷中取穴。局部解剖在颞筋膜颞肌中；有颞浅动、静脉；布有三叉神经第二、第三支分支，面神经颞支。

适用于偏正头痛、目赤肿痛、目眩、目涩、口眼㖞斜、上牙痛、三叉神经痛。

保健配穴举例：三叉神经痛配下关、合谷。刺灸法是直刺或斜刺 0.3 ~ 0.5 寸，或用三棱针点刺出血；禁灸。

2. 十宣　仰掌，十指微屈，于十指尖端，距指甲 0.1 寸处取穴。局部解剖有指掌侧固有动、静脉形成的动、静脉网；布有指掌侧固有神经和丰富的痛觉感受器。

适用于昏迷、昏厥、中暑、高热、小儿惊厥、咽喉肿痛、指端麻木。刺灸法是浅刺 0.1 ~ 0.2 寸，或用三棱针点刺出血。

3. 腰痛穴　位于手背、指总伸肌腱的两侧，腕横纹下 1 寸处，一手两穴。局部解剖在骨间背侧肌中；布有手背静脉网、掌背动脉分支及桡尺神经手背支。

适用于急性腰扭伤。刺灸法是由两侧向掌中斜刺 0.5 ~ 0.8 寸。

第三节　针刺与养生

针刺是采用不同的针具来刺激人体的一定部位，运用各种方法激发经气，以调节人体功能，预防保健和治疗疾病。

一、毫针刺法

（一）刺前准备

1. 选择针具 一般是皮薄肉少之处和针刺较浅的腧穴，选针宜短而针身宜细；皮厚肉多而针刺直深的腧穴应选用针身稍长、稍粗的毫针。临床上选针常用以将针刺入腧穴应至之深度，而针身还应露在皮肤上稍许为宜，如应刺入 0.5 寸，可选用 1 寸的针。

2. 选择体位 根据处方选取腧穴的所在部位，选择适应的体位，以既有利于腧穴的正确定位，又便于针灸的施术操作和较长时间的留针而不致疲劳为原则。针刺时常用的体位主要有仰卧位、侧卧位、俯卧位、仰靠坐位、俯伏坐位、侧伏坐位。

对初诊、精神紧张或年老、体弱、病重的患者，有条件时，应尽量采取卧位，以防患者感到疲劳或晕针等。

3. 消毒 应用针刺必须严格注意消毒灭菌。针刺前的消毒灭菌范围应包括针具器械、医生的手指和患者的施术部位。

目前针具消毒一般采用高压蒸气灭菌法或一次性用针。施针部位消毒用 75% 的酒精涂擦，稍干后再用 75% 的酒精涂擦脱碘。穴位皮肤消毒后，必须保持洁净，防止再污染。

（二）针刺方法

在进行针刺操作时，一般应双手协同操作，紧密配合。一般用右手持针操作，主要是以拇指、食指、中指三指挟针柄，其状如持毛笔，故右手称为"刺手"。左手抓切按压所刺部位或辅助针身，故称左手为"押手"。刺手的作用，是掌握针具，施行手法操作；进针时，运指力于针尖，使针刺入皮肤。押手的作用，主要是固定腧穴位，夹持针身协助刺手进针，使针身有所依附，保持针垂直，力达针尖，以利于进针。

1. 基本手法 常用有以下两种手法。

（1）提插法：是将针刺入腧穴一定深度后，使针在穴上进行上下进退的操作方法。使针从浅层向下刺入深层为插；由深层退到浅层为提。

（2）捻转法：是将针刺入腧穴一定深度后，以右手拇指和中指、食指二指持住针柄，进行一前一后来回旋转捻动的操作方法。捻转的幅度一般掌握在180°～360°。

一般来说，提插、捻转幅度大，频率快，刺激量就大（泻法）；提插、捻转幅度小，频率慢，刺激量就小（补法）。提插和捻转两法，在临床上即可单独使用，又可合并运用。另外，针刺过程中还有一些辅助手法，如循法、弹法、刮法、摇法、飞法、震颤法等。

2. 针刺补泻　针刺补泻是根据《灵枢·经脉》中"盛则泻之，虚则补之，热则疾之，寒则留之，陷下则灸之"这一针灸治病的基本理论原则而确立的两种不同的治疗方法。这是针刺治病的一个重要环节，也是毫针刺法的核心内容。

补法泛指能鼓舞人体正气、使低下的功能恢复旺盛的方法；泻法泛指能疏泄病邪、使亢进的功能恢复正常的方法。

（三）留针与出针

1. 留针　留针是为了加强针刺的作用和便于继续行针。一般只要针下得气而施以适应的补泻手法后，即可出针或留针10～20 min。根据症状，也可适应延长留针时间，如急性腹痛、破伤风、寒证、顽固性疼痛或痉挛性病症。

2. 出针　在行针施术或留针后即可出针。出针时一般先以左手拇指、食指按住针孔周围皮肤，右手持针轻微捻转，慢慢将针提至皮下，然后将针起出，如有出血，用消毒棉球压迫止血。

（四）异常情况的处理及预防

针刺是一种比较安全、有效的保健、治疗方法。但是，如果没有掌握好针刺的操作技术，或者由于患者体位不适当、精神紧张等原因，往往会出现一些异常情况。

1. 晕针　常因患者体质虚弱、精神过度紧张，或当劳累、大汗出、饥饿、大泻、大出血后，或因体位不当、医者在针刺时手法过重等引起。

处理法是立即停止针刺，将针全部起出。使患者平卧，轻者仰卧片刻，给饮温开水或糖水后，即可恢复正常。重者在上述处理基础上，可刺人中、内关、足三里穴，即可恢复。

对于晕针应注重预防。若初次接受针刺或精神过度紧张，或对于身体虚弱者，应先做好解释，消除其对针刺的顾虑，同时选择舒适持久的体位，最好采用卧位，选穴宜少，手法要轻。

另外，针刺时消除患者精神紧张、针刺方法正确、选择合适的体位、认真仔细地检查针具，可防止针刺过程中出现滞针、弯针、断针、血肿等异常现象。

2. 刺伤脏器及其他　对胸胁、腰背脏腑所居之处的腧穴，不宜直刺、深刺。尤其对胸背、腋胁、缺盆部位的腧穴，不能刺得过深，以免发生创伤性气胸。

妇女怀孕或损伤后出血不止的患者，以及皮肤感染、溃疡、瘢痕或肿瘤的部位不宜针刺。

针刺眼区和项部的风府、哑门等穴，以及脊椎部的腧穴、尿潴留时针刺小腹部的腧穴都应掌握好适应的针刺方向、角度、深度等。

二、耳针耳压

耳针是指用针或其他方法刺激耳部上的穴位，以防治疾病的一种方法，也用于手术麻醉，在中国利用耳郭诊治疾病的历史已相当悠久。

（一）耳穴的分布

当人体发生疾病时，常会在耳部的相应部位出现"阳性反应"点，如压痛、变形、变色、水疱、结节、丘疹、凹陷、脱屑、电阻降低等，这些反应点就是耳针、耳压防治疾病的刺激点，又称耳穴。

耳穴在耳部的分布有一定的规律，一般来说，耳部好像一个倒置的胎儿，头部朝下，臀部朝上。其分布规律：与头面部相应的穴位在耳垂邻近；与上肢相应的穴位在耳周；与躯干和下肢相应的穴位在对耳轮和对耳轮上、下脚；与内脏相应的穴位多集中在耳甲艇和耳甲腔；消化系统相应的穴位在耳轮脚周围呈环形排列。

（二）耳针养生保健法

1. 耳穴探查　可分为观察法、按压法、电阻测定法 3 种。

2. 消毒　用 2% 的碘酒，然后以 75% 的酒精脱碘，或用 75% 的酒精亦可。

3. 针法　根据疾病需要选用短毫针或用图钉形揿针、电针、穴位注射等。术者用左手固定耳郭，右手持针对准耳穴，迅速将针插入耳穴中，要根据耳部的解剖特征注意针刺角度，可按直刺（90°）、斜刺（40°~60°）、横刺（15°）进针，深度以穿入软骨但不透过对侧皮肤为度。穴位注射时，药液每穴 0.1~0.3 mL，注射在皮肤与软骨之间，使皮肤呈一个小皮丘。电针法是将毫针法与脉冲电流刺激相结合的一种方法。对神经系统病变、内脏痉挛痛、哮喘等有一定的作用。

4. 留针与出针　毫针一般留针 10~30 min，痛症可留针 1~2 h或更长。揿针用胶布固定后，春秋天可留针 2~3 天，冬天可留针7~10 天，夏天气候炎热、汗多，不宜留针过长，须防感染。

出针：出针后用消毒棉球按压针孔，防止出血。

一般 7~10 次为 1 个疗程，每天或隔天 1 次，每次取一侧耳郭，两耳交替针刺。

5. 注意事项　严密消毒，严防引起耳郭化脓性软骨膜炎；预防晕针；孕妇禁用，体弱、重度贫血、过度疲劳等情况慎用或暂不用。

（三）耳压养生保健法

常用压籽法，是在耳穴表面贴敷小颗粒状药物的一种简易刺激方法。本法不仅能收到毫针、埋针法同样的效果，而且具有安全、痛苦少、无不良反应等特点，在中国作为人们保健和治疗方面，应用范围比较广泛，尤其适用于老年、儿童及惧痛的患者。

1. 方法　压籽法所选材料可就地取材，如油菜籽、小麦、白芥籽、莱菔籽、王不留行等，以王不留行籽为最好。使用前用沸水烫洗后晒干，存储于瓶中备用。应用时，先将耳穴部位用酒精棉球擦洗，待干后，将王不留行贴附在小方块胶布中央，然后贴敷在耳穴上，每天患者可自行按压数次，3~5 天后复诊时，按病情酌情增减或更换穴位。

2. 保健与辅助治疗　压籽法能起到持续刺激的作用，患者可以不定时地在贴压处按压以加强刺激。人们常用于减肥，戒烟，防御青少年近视、老年远视，戒毒，治疗失眠，腹泻，糖尿病，胆结石和脏腑功能失调等多种常见病，也可用于预防感冒、晕车、晕船和妇产科方面，如催产、催乳等。是近 20 年来最盛行的耳穴疗法之一。

第四节　灸法与养生

灸法是借火的热力给人体以温热性刺激，通过经络、腧穴的作用，以达到防治疾病的一种方法。艾叶气味芳香，易燃，用作灸料，具有温通经络、行气活血、祛湿逐寒、消肿散结、回阳救逆和防病保健的良好作用。

一、常用灸法

（一）艾炷灸

将纯净的艾绒或药艾，放在平板或器具上，用手搓捏或用器械加工成圆锥状的艾炷，常用艾炷如麦粒，或如中药中的苍耳子，或如莲子，或如半截橄榄等大小不一状，灸时每燃完一个艾炷，叫作一壮。

1. 直接灸　是将大小适宜的艾炷，直接放在皮肤上施灸。若施灸时需将皮肤烧伤化脓，愈后留有疤痕者，称为疤痕灸。若不使皮肤烧伤化脓，不留疤痕者，称为无疤痕灸。

2. 间接灸　是用药物将艾炷与施灸腧穴部位的皮肤隔开，进行施灸的方法。所用的间隔药物很多，如以生姜间隔者，称隔姜灸；用食盐间隔者，称隔盐灸。

（二）艾卷灸

包括艾条灸、太乙针灸和雷火针灸，本小节主要介绍艾条灸。

艾条灸是取纯净细软的艾线 24 g，平铺在 26 cm 长、20 cm 宽的细草上，将其卷成直径约 1.5 cm 的圆柱形艾卷，要求卷紧，外裹以质地柔软疏松而又坚韧的桑皮纸，用胶水封口而成。也有在每条艾中掺入肉桂、干姜、丁香、独活、细辛、白芷、雄黄、苍术、乳香、没药、川椒各等量，研细末取 6 g 制成药条，施灸方法分温和灸与雀啄灸。

1. 温和灸　施灸时将艾条的一端点燃，对准应灸的胸穴部位或患处，距皮肤 2 ~ 3 cm，进行熏烤，使患者局部有温热感而无灼痛为宜。一般以每处灸 5 ~ 7 min，至皮肤红晕为度。常灸关元、足三里可防病保健，提高人体免疫力，增强性功能。

2. 雀啄灸　施灸时，艾条点燃的一端与施灸部位的皮肤并不固定在一定的距离，而是像鸟雀啄食一样，一上一下活动地施灸。此法多用于治疗急性病。

（三）温针灸

温针灸是针刺与艾灸结合应用的一种方法，适用于既需要留针又适宜用艾灸的病症。操作方法：将针刺入腧穴得气并结合适当的补泻手法而留针时，用一段长约 2 cm 的艾条，插在针柄上，点燃施灸。待艾条烧完后除去灰烬，将针取出，此法是一种简便而易行的针灸并用方法，值得推广。

（四）温灸器灸

温灸器又名灸疗器。是用金属特制的一种圆筒灸具。其筒底有尖有平，筒内套有小筒，小筒四周有孔。施灸时，将艾绒或加药物装入温灸器的小筒，点燃后，将温灸器的盖扣好，即可置于腧穴或应灸部位，进行熨灸，以所灸部位的皮肤红润为度。一般需要灸法者均可采用。

其他还有灯草灸、白芥子灸，也是治疗痹证、痿证的有效方法。

二、注意事项与禁忌

施灸防病保健，除掌握中医的基本理论和辨证施治的原则外，还应注意以下几个方面：一般先灸上部，后灸下部，先灸阳部，后灸阴部。壮数是先少而后多，艾炷是先小而后大。特殊情况，可酌情而施，如脱肛时，可先灸长强以收肛，后灸百会以举陷。灸时注意艾火勿烧伤皮肤或衣物。

实热证、阴虚发热者均不适宜灸。孕妇腹部和腰骶部不宜施灸。

第五节　刺血与养生

针刺放血法在人类历史上是最古老的方法之一。是医生用针具破人体特定部位的浅表血络，放出适量血液的一种有效方法。

一、耳穴刺血的作用

耳穴放血法是用耳毫针、三棱针或注射针头等刺破耳穴放血或用小刀或其他切割工具在耳穴或静脉处穿破皮肤和血管放血的一种治疗方法。

如果经络运行"气血"的功能失常，人体就会生病，人们会采用各种治疗方法加以调节。耳穴放血法通过医生临床观察验证，主要有以下几个方面的作用。

1. 退热　耳穴放血法具有良好的退热作用。一般单穴放血，出血如绿豆大，数滴即可达到退热作用。

2. 镇静　针刺放血有良好的镇静作用。常用的如耳尖放血、耳背静脉放血等。对治疗失眠症就有很好的效果，对精神系统有良性调节作用。

3. 止痛　针刺放血疏通经络，改变气滞血瘀的病理变化，"通则不痛"，经络气血畅通了，疼痛则可以消除。

4. 消肿　耳穴放血具有活血化瘀、去瘀生新、消肿止痛的功效。

适于跌打损伤引起的肢体局部肿胀、疼痛、活动受限等（必要时可加用局部放血）。

5. **抗炎**　刺血法具有消炎解毒作用。适于扁桃体炎、急性乳腺炎、结膜炎、腮腺炎、丹毒、痤疮感染等。

二、针刺放血的方法

常用的针有三棱针、毫针、梅花针。现在人们常用的还有小手术刀片、注射针头、刮脸刀片等。但必须注意物品的清洁，尽量做必要的消毒处理。

耳穴放血操作动作要熟练，进针准确，力度适当，掌握好深浅。掌握穴位深浅，准确性很重要，刺浅了，不中脉络，无出血；刺深了，易伤及耳软骨并刺穿对面未经消毒的皮肤，从而造成感染和不必要的损伤，增加患者的痛苦。

1. **耳背静脉放血法**　普遍采用的放血方法有割与刺两种，往往用来治疗顽固性疾病，如顽固性失眠及顽固性皮肤病等。具体操作方法如下。

（1）首先按摩放血部位，使其充血，充分暴露血管。

（2）耳郭进行常规消毒。一般多选用耳背近耳轮处明显血管一根或耳背第三根血管，需多次放血者应从静脉远心端开始，一般采用由上到下、由外到内的原则。

（3）以左手固定耳郭，食指、中指将耳背顶起，右手持消毒过的刀片或自制刀片、针，以刀尖纵行垂直划破血管，或以三棱针行点刺法刺破血管；刀片点刺割切口约 1 cm，使自然流血，勿行挤血，并以双手上下牵拉耳郭，使血流畅通。

（4）视病情放血数滴至数毫升，放血完毕后以消毒棉球压迫止血，胶布固定，3 天内避免着水，以防感染。伤口一般 3 天完全愈合。

（5）一般采用单耳放血，两耳交替进行，视病情每天 1 次或每 2~3 天 1 次。

2. **耳尖放血法**　属于穴位点刺放血法，其操作有别于其他穴位，也是用途最广、最常用、最有效的放血治疗方法,故将其单独作为一种放血法介绍。具体操作方法如下。

(1)按摩耳郭片刻,使其充血,常规消毒。

(2)左手拇指、食指将卷曲的耳郭展平固定,即可进针。

(3)点刺部位在耳轮中后 1/3 交界处,软骨后缘,注意勿穿透软骨。手法要稳准快。

(4)以三棱针、注射针头等针具快速刺入穴位约 2 mm 深。

(5)轻轻挤压四周使之出血,一般每次放血 3~5 滴,视病情还可放血至 5~10 滴。

(6)放血完毕以消毒干棉球擦净血迹,轻压针眼片刻止血,不必包扎,数小时后伤口自愈。

(7)一般采用单耳或双耳施治,视病情轻重每天 1 次或每 3~5 天 1 次。

3. 耳穴点刺放血法　此法是在耳穴区以针刺破耳穴皮肤,损伤毛细血管使之出血的一种方法,如相应部位(如面颊)、敏感点放血等。手法稍重,“量”较之要大,必以出血为度。具体操作方法如下。

(1)按摩穴区片刻,使之充血,然后常规消毒穴区皮肤。

(2)以左手固定耳郭,食指及中指顶起穴区,即可行针。

(3)以三棱针或毫针、注射针头在穴区行点刺治疗。可单点刺出血,亦可多点刺血,如耳轮、屏尖、扁桃体等可单刺出血,面颊区等穴区可多刺到 10~20 下。

(4)刺血后使其自然出血,出血如豆大为佳,数量视病情而定,“面颊”点刺较多者可出血如菜籽大血珠即可。若不自然出血可轻挤压四周使之出血。

(5)注意点刺手法的轻重,轻则出血不佳,达不到疗效,重则可损伤较大,造成不必要的痛苦。

(6)放血完毕,以酒精棉球按压消毒片刻即可。

4. 耳割治法　是一种用刀片等切割工具在耳穴区皮肤上划破皮肤使其出血的方法。割后敷上药物又称割耳敷药法。具有疏通经络、去瘀生新、镇静泻热、活血止痛、止痒脱敏等作用，较多的用来治疗皮肤病。

此外还有耳穴梅花针法、割耳敷药法等。

第六节　刮痧与养生

刮痧是用梳子或特制水牛角刮痧板在人体面或线状穴位上刮拭，使皮肤（络）充血，以达促进人体新陈代谢之作用；亦可配合适当的外用药剂，增强效果，缩短疗程。

一、实施步骤

（1）根据中医经络理论，辨证施治经脉或穴位。

（2）用适宜的刮痧活血剂涂抹在所选经脉或穴位范围的经脉线上。

（3）用刮痧板等器具按血液循环方向（由上而下、由内而外）刮拭 5 ~ 10 min，以出现斑点为止。

（4）根据病情或需要，3 ~ 7 天后实施第 2 次、第 3 次刮痧治疗。

二、手法及注意事项

（1）刮痧板在人体皮肤上呈 45°角施术，在骨骼、关节部位宜采用棱角面刮拭。

（2）刮拭面应尽量拉长，用力要均匀、适中，在同一筋脉上必须刮拭至斑点（痧）出现后再刮拭其他经脉或穴位。

（3）任何病症都宜先刮痧颈椎，再刮其他患处。

（4）刮拭后 2 ~ 3 天内会有疼痛现象，是正常反应，不必处理。

（5）不同病症应用不同刮痧药剂，不可混用或不辨证施用，以免发生不良反应。

三、适应证

适用于头痛、头重、中暑、失眠、落枕、疲劳、食欲不振、便秘、肩周炎、肥胖、关节炎及闪腰等病症。

四、常见病症处方

1. **失眠** 通过刮拭，促进血液循环，调和气血，使自律神经趋于平衡。刮拭部位如下。

（1）全头刮。

（2）肩上：肩井区域。

（3）脊柱及其旁开1.5寸，督脉及膀胱经穴。

（4）足三里、行间等脾胃、肝经穴位。

2. **落枕** 是由某种原因致颈部肌肉痉挛或损伤，临床以颈项部强痛、活动受限为特征的一种疾病。应用刮痧保健法可以温通经络、调和气血，亦可疏风散寒，可使颈部的肌肉恢复正常。刮拭部位如下。

（1）颈项部区域：颈侧至肩井及风池等部位。

（2）厥阴经穴：外关、悬钟穴位。

3. **疲劳** 凡是各种因素致机体感到有负担时，尤其是心脏，就会呈现疲劳的现象，通过刮痧可以促使全身血液循环畅通，新陈代谢增强，从而减轻机体压力，使人体感到自然轻松，从而达到消除疲劳的目的。刮拭部位如下。

（1）全头刮：沿着颈椎寻找压痛点。

（2）肩井至颈侧穴位。

（3）前臂阴、阳面。

（4）京骨穴处刮痧。

4. **便秘** 通过刮痧，增强胃肠特别是肠道的蠕动，以疏通腑气、清热泄积为目的。刮拭部位如下。

（1）脊背：大肠俞、小肠俞、次髎（向下刮拭）。

（2）腹部：天枢、关元、膜结一带。

（3）足部：公孙穴区。

5. 肩周炎 刮拭部位如下。

（1）后颈部：天柱至胸椎。

（2）肩井穴：颈侧至肩井。

（3）肩胛穴区：天髎、天宗等穴区。

（4）三角肌周围。

（5）肩前：中府周围。

（6）曲池至外关区域。

第十一章　推拿养生保健法

推拿又称按摩，是人类最古老的诊疗保健方法之一，传统推拿法是以手法作用于人体的特定部位，以调节机体的生理、病理状况，达到治疗和保健的一种疗法。现代医学研究证明，推拿是通过经络、穴位的刺激而发挥作用的，可提高机体的中性粒细胞的吞噬能力，提高血液免疫球蛋白的水平，从而提高机体的免疫能力和抗病能力。

第一节　推拿的基本手法

一、摆动类手法

以指或掌、腕关节做协调或连续摆动，称为摆动类手法。包括一指禅推法、梳法、滚法和揉法等。

1. 一指禅推法　一指禅推法是"一指禅推拿"流派中的主要手法。这种推法的动作难度大，技巧性强，需要手臂各部的协调动作，使功力集中于一指。要掌握一指禅推法，需经长期训练。

方法要领：手握空拳，拇指自然伸直盖住拳眼，用大拇指指端螺纹面或偏峰着力于一定部位或经络穴位上，腕部放松，沉肩，垂肘，悬腕，运用腕部摆动带动拇关节的屈伸活动，使所产生的功力轻重交替，持续不断地作用于经络穴位上。手法频率为 120 ~ 160 次/min。

注意事项：压力、频率、摆动幅度要均匀，动作要灵活，腕部放松，开始练习时要求拇指吸定，待基本上掌握动作要领，再练习拇指紧推慢移。

适用范围：本法接触面积较小，但深透度大，可适用于全身各部穴位。临床常用于头面、胸腹及四肢等处。宜用于头痛、胃痛、腹痛及关节筋骨疼痛等疾患。

2. 梳法　梳法是"梳法推拿"流派的主要手法。此种手法亦有较高的技巧性，操作时要求臂手各部协调自然，且有一定的持久力。

方法要领：梳法是由腕关节的伸屈运动和前臂的旋转运动复合而成。伸屈腕关节是以第二至第四掌握关节背侧为轴来完成的；前臂的旋转运动是以手背的尺侧为轴来完成的。操作时，肩关节放松下垂，略屈肘，腕放松，手指自然屈曲，呈握空拳状，将手背近小指侧部分贴实并着力于施治部分，通过前臂的主动摆动，带动腕部做伸屈和前臂旋转的复合运动，即前臂外旋时腕关节做屈的动作，前臂内旋时腕关节做伸的动作。手法频率约为 140 次/min。

注意事项：手法吸定的部位要紧贴体表，不能拖动或跳动。压力、频率、摆动幅度要均匀，动作要协调而有节律，注意肩、臂、腕尽可能放松。

适用范围：梳法压力大，接触面积广，适于肩背、腰臀及四肢等肌肉较丰厚的部位。风湿酸痛、麻木不仁、肢体瘫痪、运动功能障碍等疾患常用本法治疗。有舒筋活血，滑利关节，缓解肌肉、韧带痉挛，增强肌肉、韧带活动能力，促进血液循环及消除肌肉疲劳作用。

3. 滚法　滚法与梳法属同一类手法，但力量较梳法大，故特别适宜于肌肉丰厚处及感觉迟缓的患者。

方法要领：手握空拳，以食指、中指、环指、小指四指的第一指间关节背侧突起部着力附着在体表一定部位上，腕部放松做均匀的前后往返摆动，使拳做来回滚动状，称为滚法。滚法幅度控制在前后均为 45°左右，频率约为 160 次/min。

注意事项：着力点必须紧贴体表，不可跳跃摩擦。压力要均匀，摆动灵活。

适应范围：本法适用于头部、肩部、腰骶及四肢关节处，主治头痛、四肢肿胀、关节疼痛及腰椎间盘突出症。

4. 揉法　揉法是推拿常用手法之一。用手掌大鱼际、掌根部分或手指螺纹面着力吸定于体表上，指掌带动该处的皮下组织做轻柔缓和的环旋动作，称为揉法。本法动作与摩法有相似之处，但也有区别，其不同点在于：揉法着力较重，操作时指掌吸定一个部位，带动皮下组织，没有摩擦动作；摩法则着力较轻，操作时指掌在体表做环旋摩擦，而不带动皮下组织。不过在临床应用时，两者可以配合应用，揉中兼摩，摩中兼揉，只要经常操作，自然熟能生巧。揉法分掌揉法和指揉法两种。

方法要领：①掌揉法：用大鱼际掌根部着力按在体表上，手指自然，腕部放松并略为背伸，从腕部连同前臂做小幅度环旋活动。频率为 120～160 次/min。②指揉法：用拇指面或中指面及其他指面，轻按在某一穴位上，指掌平伸，腕微做小幅度的环旋活动，频率约为 140 次/min。

注意事项：操作时用力轻柔缓和，揉动幅度由小到大，动作要有节奏。

适用范围：掌揉法着力面较大，刺激缓和舒适，老幼皆宜，常用于脘腹胀痛、胸闷胁痛、便秘、泄泻等肠胃道疾患及外伤引起的软组织红肿疼痛等症。指揉法多用于小儿推拿，其作用因所取穴位及揉动方向而异。

二、摩擦类手法

用手掌或肘贴附在体表做直线或环旋移动，称为摩擦类手法，包括摩法、擦法、推法、搓法、抹法等。

1. **摩法**　摩法是最早应用于推拿治疗的手法之一。摩是抚摩之意，是一种轻柔的推拿手法。术者将指掌面轻放在体表上，做环形有节奏的抚摩。摩法与揉法有相似之处，又有不同点。摩法分指摩法和掌摩法两种。

方法要领：①指摩法：手指并拢，手掌自然伸直，腕关节微屈，将食指、中指、无名指、小指的中节和末节的指面部分放在体表上，随着腕关节连同前臂做环旋运动。频率约为 120 次/min。②掌摩法：手指并拢，手指自然伸直，腕关节微屈，将手掌平放在体表上，以掌心、掌根部分作为着力点，随着腕关节连同前臂做环旋活动。频率约为 120 次/min。

注意事项：操作时，腕关节放松，用力要轻重得宜，做到轻而不飘，重而不滞。要求肘关节自然屈曲。

适用范围：本法刺激缓和轻柔，主要用于胸胁及腹部，与推法、揉法、按法相配合，用于脘腹疼痛、胸胁胀痛、便秘、泄泻、消化不良等症。近代在应用摩法时，掌涂以葱姜汁、冬青膏、松节油等，以加强摩法的作用。

2. 擦法　擦法是推拿手法之一。用手掌紧贴皮肤，做上下或左右直线往返摩擦，使之产生一定的热量，称为摩法。擦法与摩法是有联系的，擦中兼摩，摩中兼擦。擦法的操作是直线往返，一般着力较重；摩法的操作是环形运动，一般着力较轻。擦法分为掌擦法、鱼际擦法、侧擦法 3 种。擦法要求来回有节奏，频率约为 100 次/min。

方法要领：①掌擦法：手掌伸直，用掌面紧贴皮肤，做上下或左右连续不断的直线往返摩擦。②鱼际擦法：用大鱼际及掌根紧贴皮肤，掌指并拢微屈成虚掌，做直线往返摩擦。③侧擦法：手掌伸直，用小鱼际部紧贴皮肤，做直线来回摩擦。

注意事项：擦法擦时可在施术部位涂些润滑剂（如冬青膏、麻油之类），操作时，不能把手掌过紧贴于皮肤，要控制手掌对体表的压力。使来回摩擦持续一定的时间后所产生的热渐渐透于皮肤。擦法使用后，不要再用其他手法，否则容易引起破皮。但可配合热敷，对提高疗效有一定帮助。

适用范围：掌擦法常用于胸胁及脘腹部，主要用于胸胁疼痛及因脾胃虚弱所致的脘腹胀痛，以及消化不良；侧擦法常用于背腰部及下肢部，主要用于风湿痹痛、肢体麻木、伤筋等；鱼际擦法常用于四肢部，主要用于外伤红肿等症。

3. 推法　推法是用指或掌着力于人体一定部位，做单向移动。方法类别及适应证如下。

（1）平推法：①拇指平推法：拇指紧贴体表，余四指分开助力，按经络肌纤维平方向从一处到另一处移动，在移动过程中，可在重点治疗部位或穴位上做按揉动作，一般可连续操作 5～10 遍。适用于头、面、肩、背、胸腹及四肢部，常用于治风湿酸痛、筋脉挛急、外伤肿痛等。②掌平推法：用手掌按于体表，以掌根部为着力点，向一定方向移动推进。本法接触面大，刺激缓和，常用于面积较大的部位，如腰背、胸腹及大腿部等，治疗肌肉酸痛麻木、脘腹胀满等。

（2）直接法：用拇指桡侧面或食、中两指螺纹面在体表上做单方向的直线移动。本法常用于小儿推拿，操作时需用葱姜水，随蘸随推，使皮肤保持湿润。直推法的动作要求轻快连续，一拂而过，如寻拂尘之状。其频率约为 200 次/min，以推后皮肤不发红为佳。本法具有清泻作用，临床用于治疗小儿热证、寒证等。

（3）旋推法：用拇指的螺纹面在穴位上做螺旋形推动,也是小儿推拿的常用手法之一。操作时同样要蘸姜水。一般频率约为 160 次/min。本法具有补法作用，故临床多用于治疗小儿虚证、寒证。

（4）分推法：用双手的拇指或掌面紧贴在体表上，分别向不同方向推开，也称分法，多用于小儿推拿。分推法操作时，要求两手用力均匀，动作柔和协调一致。具有调和阴阳、分理气血的作用。若用于成人，常以双手自中脘或神阙穴分别两旁推开，有消积导滞作用。

（5）合推法：与分推法相对而言，是用双手拇指或掌面紧贴体表，自穴位两旁推向穴位中间，也称合法。本法常与分推法配合使用。一分一合，起到相辅相成的作用。

注意事项：由于推法在操作时直接接触患者皮肤，所以用一些葱姜水、酒精、香油、药膏或清水作为介质，以保护皮肤及加强手法的治疗效果。

4. 搓法

方法要领：用双手掌面挟住身体的一定部位，相对用力做方向相反的快速搓揉，同时做上下往返移动，称为搓法。

注意事项：操作时双手用力要对称，搓动要快，移动要慢。

适用范围：搓法是一种辅助手法，常用于腰背、胁肋和四肢部，以上肢部最为常用，一般作为推拿治疗的结束手法。适用于腰背酸痛、胁肋胀痛、肢体麻木等。

5. 抹法

方法要领：用单手或双手拇指螺纹面紧贴皮肤，做上下、左右或弧形曲线的往返移动，称为抹法。抹法的动作与推法相似，但也有区别。推法是单方向移动，抹法则可根据不同治疗部位而做任意往返移动，抹法的着力一般较推法为重。

注意事项：抹法操作时用力要均匀，动作要缓和，做到用力轻而不浮，重而不滞，防止推破皮肤。

适用范围：本法常用于头面部和掌指部，对头晕、头痛及指掌酸麻等症常用本法配合治疗。

三、振动类手法

以较高频率的节律性轻重交替刺激，持续作用于人体，称为振动类手法，包括抖法、振法等。

1. 抖法

方法要领：用双手或单手握住患肢远端，微用力做小幅度的上下连续颤动，使关节有松动感，称为抖法。操作时颤动幅度要小，频率要快。

注意事项：操作时患肢要放松，医者手不能握得太紧，用于肢体抖动切忌暴力伸拉，施抖前必须施放松局部的准备动作及手法，以使施抖后效果理想。

应用范围：本法适用于四肢部，以上肢部为常用。常用于肩、肘关节的功能障碍和腰腿痛，如腰椎间盘突出症等的结束手法。

2. 振法

方法要领：用手指或手掌着力在体表、前臂和手部的肌肉，强力地静止性用力，产生振颤动作。用手指着力称为指振法，用手掌着力称为掌振法。操作时力量要集中于指端或手掌上。振动频率较高，着力稍重。

适应范围：本法常用单手操作，也可双手同时操作。适用于全身各部位和穴位，尤以腹部多用。主治腹胀、腹痛、便秘、泄泻等胃肠功能紊乱。

四、挤压类手法

用指掌或肢体其他部分按压或对称性挤压体表，称为挤压类手法，包括按法、点法、捏法、拿法、捻法和踩跷法等。

1. **按法** 按法是最早应用于推拿治疗的手法之一。用手指或手掌着力在体表某一部位或穴位上，逐渐用力下压，称为按法。常用的按法有指按法和掌按法两种。方法类别及适应证如下。

（1）指按法：是用拇指或食指、中指、无名指螺纹面按压体表的一种手法。单手指力不足时，可用另一手指重叠按压。临床上以拇指按法为常用，操作时，将拇指伸直，用螺纹面按在经络穴位上，其余四指伸直支持在旁边的体表上，使拇指指面用力向下按压。在穴位上按时，拇指不要移动，向下按压的力量要时增时减；但在经络途径上按时，则要缓慢地螺旋形移动按压。指按法具有开通闭塞、散寒止痛的作用，适用于全身各部的经络穴位。临床上，如按心腧、厥阴腧能缓解心绞痛；按揉脾腧、胃腧、足三里能止胃脘痛；按合谷能止牙痛。

（2）掌按法：是用掌根、鱼际或全掌着力按压体表的一种手法，单掌或双掌交叉重叠按压均可。本法适用于面积大而又较为平坦的部位，如腰背部、腹部等。在腰背部使用时，按压的力要合适，按压到一定深度时可做缓缓摇动，也可边按揉、边循着肌纤维平行方向慢慢移动；在腹部应用时，按压的力就不能太大，同时手掌要随着患者的呼吸而起伏。掌按法的特点是接触面积大，刺激缓和。具有疏松筋脉、温中散寒等作用，治疗急慢性腰痛、腰背筋脉拘谨及功能性脊柱侧突或后突畸形症。在治疗脘腹疼痛时，也可将掌心擦热，趁热直接按在痛处，有温中止痛作用。

注意事项：按法操作时着力部位要紧贴体表，不可移动，用力要由轻而重，稳而持续，不可用暴力猛然按压。常需加强效应时，可双手重叠施术。对年老体弱和年龄较小的患者，施力大小应适宜。

2. **点法** 点法是从按法演化而来，属于按法范畴。其着力点比按法要小，刺激较强。临床有指端点法和屈指点法两种。

方法要领：指端点法操作时，手握空拳，手指伸直，用拇指指端或食指指端或中指指端着力于施治部位或穴位上点而压之。屈指点法是指用拇指或食指或中指的第一指间关节屈曲突起部分着力，点压某一穴位。

注意事项：点法由于其作用面积小，刺激量较大，故在临床应根据患者体质的强弱及治疗部位肌肉的厚薄而灵活掌握其力量的大小，切忌用力过猛。

适用范围：点法可用于全身大部分穴位，具有激发经气、通经活络作用，适用于脘腹挛痛、四肢疼痛、麻木不仁等症。

3. 捏法　手指对合，相对用力，挤压体表，称为捏法。临床分三指捏法和五指捏法两种。

方法要领：三指捏法是指用拇指与食、中两指夹住肢体，相对用力挤压。五指捏法是指用拇指与其余四指夹住肢体，相对用力挤压。

注意事项：用力要均匀而有节律，不可呆滞，相对挤压动作要循序而行。

适用范围：本法适用于头部、颈项部、四肢及背部，具有舒筋通络、行气活血的作用。

4. 拿法　拿法是以拇指与其余四指的螺纹面紧挟治疗部位将肌肤提起，并做轻重交替而连续的提捏动作，拿法分为三指拿、四指拿和五指拿 3 种。

方法要领：用拇指和食、中两指或用拇指和食指、中指、无名指或用拇指和其余四指螺纹面着力，对称性相对用力，在一定穴位或部位上进行一紧一松的提捏动作。拿法操作时，腕部要放松，用指面着力，提捏动作要缓和而有连续性。

注意事项：操作时，用力要由轻到重，不可突然用力。提捏时手指与患部皮肤相贴不要过紧，以免损伤皮肤。

适用范围：拿法常配合其他手法应用于颈项、肩部和四肢穴位，治疗头痛、项强、四肢关节及肌肉酸痛等症。具有疏通经络、解表发汗、镇静止痛、开窍提神等作用。拿法的刺激较强,临床应用后,常继以揉摩,以缓和刺激。三指拿多用于面积较小的部位。

5. 捻法

方法要领:用拇指和食指的指腹相对捏住一定部位,稍用力做对称的如捻线状的快速捻搓,称为捻法。此法要对称着力捻转,往返捻动,捻而滑动,用力不可呆滞。

注意事项:此法操作时动作要灵活、快速,捻而不滞,转而不浮。

适用范围:本法刺激量较轻,适用于四肢小关节,具有理筋通络、滑利关节的作用,常配合其他手法防治指(趾)间端的疼痛、肿胀或屈伸不利等症。

6. 踩跷法 踩法是用足掌踩踏肢体的一定部位并做各种动作以防治疾病的一种推拿方法。踩法包括踩跷法、脚推法、脚揉法、脚压法等。这里仅介绍腰部踩跷法。

方法要领:患者俯卧,胸部和大腿部各垫枕头数只,以使腹部离床面 10 cm 左右为宜。医者双手要攀住预先设置好的扶手(如横木铁环等),以调节自身的体重和控制踩踏的力量。踩踏时以足掌前部着力于治疗部位,足根提起,运用膝关节的一屈一伸使身体一起一落,对腰部进行一弹一压的连续刺激。同时嘱患者随着弹跳的起落,配合呼吸,跳起时患者吸气,踩踏的力量和次数要适可而止,不能勉强。若患者难以忍受或不愿配合,应停止使用本法。

注意事项:弹跳时足尖不要离开腰部。踩踏速度要均匀而有节奏。患者切忌屏气。由于本法的压力很大,临床应用时必须慎重,对诊断不明或疑有脊柱结核、肿瘤、强直性脊柱炎或骨质疏松时应禁用本法,对年老体弱者也不宜使用。

选用范围:本法可用于某些顽固性腰腿痛,如腰椎间盘突出症,对功能性脊柱侧突或后突畸形有一定的矫正作用。

五、叩击类手法

用手掌、拳背、手指、掌侧面、桑枝棒叩击体表,称为叩击类手法，包括拍法、击法、弹法等。

1. 拍法

方法要领：操作时五指并拢，掌指关节微屈，利用腕关节的自然屈伸，用虚掌平稳而有节奏地拍打患部。用力要均匀，拍打要有一定的顺序。

注意事项：在操作过程中，腕关节要放松，切忌施用暴力，老幼患者要慎用此法。

适用范围：本法常用于肩、背、腰、臀及下肢等部位。适用于四肢肌肉麻木、半身不遂、肌肉萎缩、风湿性疼痛、局部知觉迟钝、肌肉痉挛等症。

2. 击法　用拳背、掌根、掌侧小鱼际、指尖或用桑枝棒叩击体表，称为击法。击法分为拳击法、掌根击法、侧击法、合掌击法、指尖击法和桑枝棒击法等。方法类别及适应证如下。

（1）拳击法：手握空拳，腕关节伸直，肘关节做屈伸活动，用拳背平击一定部位或穴位。本法常用于大椎穴和腰骶部，治疗颈腰椎疾病所致的肢体肿胀麻木。患者要坐正，颈腰部挺直。

（2）掌根击法：腕背伸，手指微屈，掌指关节自然放松，用掌根着力，有节律地击打一定部位或穴位。本法常用于臀部及下肢外侧部，治疗坐骨神经痛、腰臀部软组织劳损及下肢酸麻等症。临床应用时，患者取侧卧位，患肢在上，屈膝屈腕。击打时可运用上臂的力量，但要击打在肌肉丰厚处，不要击打骨骼突起处。

（3）侧击法：又称小鱼际击，手指自然伸直，腕略背屈，以单侧指掌尺侧部位着力，击打治疗部位或穴位。本法常用于腰背及四肢部。

（4）合掌击法：双手合掌，五指尽量自然分开，用小指的尺侧面快速而有节奏地击打治疗部位，击打时常发出"啪啪"的响声。本法刺激量较缓和，属于结束手法，主要用于头顶及肩背部，与其他手法配合，适用于头痛、失眠、记忆力减退、肩背疼痛等症。

（5）指尖击法：五指自然分开屈曲，以指端为着力点，击打治疗部位。本法主要用于头顶、胸部，与他法配合，适用于头痛、头昏、胸闷等症。

（6）桑枝棒击法：用特制的桑枝棒（略有弹性）击打一定部位。可用于肩、背、腰、臀及下肢部，对肢体麻木、浅表感觉迟钝有较好的疗效。棒击法的特点是力量大，刺激强，临床应用时击打力量必须控制好，由轻到重，要适可而止，并要注意击法的方法。一是击打时棒的方向要与肌肉平行（腰骶部除外）；二是击打时棒的接触面要大，不要用棒尖打。一般在一个部位连续打 3~5 下即可。

桑枝棒制法：用新鲜桑枝 12 根，长 40 cm，直径约 0.5 cm，去皮阴干，每根用桑皮纸卷紧，并用线绕扎，然后把桑枝合起来先用线扎紧，再用桑皮纸层层卷紧并用线绕好。外面用布裹紧（遂如即成）。要求软硬适中（即具有弹性），粗细合用（即用手握之合适）。

注意事项：使用击法时，要求力量要适中，动作要快速而短暂，垂直叩击体表，在叩击体表时不能有拖抽动作，速度要均匀而有节奏。

3. 弹法

方法要领：用一手指的指腹紧压住另一手指的指甲，用力弹出，连续弹击治疗部位。

注意事项：操作时弹击力要均匀。

适用范围：本法适用于全身各部，尤以头面、颈项部最为常用，对颈强、头痛等症常用本法配合保健。

六、运动关节类手法

对关节做被动性活动的一类手法称为运动关节类手法，包括摇法、背法、板法、拔伸法等。

1. 摇法　摇法属于被动活动，常用来防治各部关节疼痛、屈伸不利或运动功能障碍等症。术者用一手握住（或扶住）被摇关节近端的肢体，另一手握住关节远端和肢体，做缓和回旋的转动，称为摇法。摇法具有舒筋活血、滑利关节、松解粘连、增强关节活动等作用。适用于颈腰部及四肢关节。摇法在临床上，应用于不同部位有不同的操作方法。方法类别及适应证如下。

（1）摇颈：患者取坐位，颈项放松。医者站于侧方，用一手扶住其头颈，另一手托住下颏，双手以相反方向缓缓地使头向右或左摇转。常用于落枕、项强疼痛、活动不利等症。

（2）摇肩：根据肩关节活动功能的障碍程度，操作方法有 3 种。①握手摇肩法：患者取坐位，患肢自然下垂。医者立于患侧，一手扶住其肩关节上部，另一手握住患手，做顺时针或逆时针方向缓缓运转。②托肘摇肩法：患者取坐位，患肩放松，屈肘。医者站于侧方，弓步势，上身略为前屈，用一手扶住肩关节上部，使其稳定，另一手托起患肢肘部，做顺时针或逆时针方向缓缓运转。③大幅度摇肩法：患者取坐位，患肢自然下垂。医者站于侧方，丁字步，用一手松松地握住患者腕部，另一手相对以掌背将其上肢慢慢向上托起，在上托到 140°～160°时随即反掌握住腕部，原握腕之手向下滑移至患肩关节上部按住，此时要停顿一下，两手协调用力，即按肩的手往下压，握腕之手向上推，使肩关节伸展，随即向后使肩关节做大幅度转动。如此周而复始，两手交替上下协调动作，使患肢做连续环转活动。在由后向前做反方向环转时则两手动作相反。一般向前后各摇转 3～5 次。

以上①②两种摇法适用于肩关节疼痛较甚、活动功能障碍明显的患者。第③种摇法适用于肩关节疼痛较轻、活动功能障碍不明显的患者。

（3）摇髋：患者仰卧，髋膝微屈。医者站于侧方，用一手扶其膝部，另一手托住其足跟，两手协同使其髋关节屈曲到 90°，然后顺时针或逆时针方向运转。适用于髋部伤筋疼痛、活动不利及腰腿痛。

（4）摇踝：患者仰卧，下肢自然伸直。医者位于其足后方，用一手托起足跟，另一手握住足趾部，稍用力做拉伸牵引，并在拔伸的同时做环转摇动。常用于踝部伤筋疼痛、踝关节活动不利等症。

注意事项：摇法操作时，动作要缓和，用力要稳，摇转幅度的大小要根据病情适当掌握，同时必须注意被摇关节的生理活动范围，因势利导，适可而止。任何粗暴动作或违反正常生理活动功能的摇转非但无益，反而有害。

2. 背法

方法要领：医者与患者背靠背站立，医者用两肘套钩住患者的肘弯部，然后弯腰屈膝挺臀，将患者反背起，使其双脚离地，以牵伸患者腰椎，再做快速伸膝挺臀动作，同时以臀部着力颤动或摇动患者腰部。

注意事项：操作前先给患者做好解释工作，令其全然放松，操作时臀部的颤动要和两膝的屈伸动作协调，动作幅度不易过大。

适用范围：本法可使腰脊柱及其两侧伸肌过伸，促使扭错之小关节复位，并有助于缓解腰椎间盘突出症的症状。

3. 扳法　术者用双手做同一方向或相反方向用力，使关节伸展屈曲或旋转活动。扳法具有舒筋活络、滑利关节、松解粘连、整复错缝的作用。常与摇法相配合，应用于颈、腰及四肢部，以治疗颈、腰椎小关节错缝，关节粘连和腰椎间盘突出症等。

由于扳法活动关节的幅度比摇法大，作用力也较大，因此临床使用时要谨慎，尤其在颈部使用本法更应严格掌握其适应证和手法技巧。切记强拉硬搬，盲目从事。对诊断不明特别是疑有脊柱结核、肺瘤或骨质疏松者应禁用扳法，对老年体弱，伴有心脏病、高血压史者，应慎用本法。

4. 拔伸法　拔伸即牵拉、牵引的意思。固定肢体或关节的一端，牵拉另一端的方法，称为拔伸法。本法很早就被应用于中医伤科的正骨方面，是骨折移位及关节脱位等必不可少的手法。在推拿临床中，则常被用于腰椎疾病，四肢关节功能障碍，软组织粘连、挛缩及小关节错位等症。

拔伸法操作时，用力要均匀而持久，动作要缓和，不可用力过猛；要根据不同的部位和病情，适当控制牵引拔伸的力量和方向，如果运用不当，不但影响治疗效果，甚至会造成不良后果。

第二节　自我推拿保健法

自我推拿的特点是意（意识）、气（呼吸）、行（动作）结合，要求在自我推拿时，思想集中，心平气和，意念随手而行。自我推拿法简便易学，适用于各种年龄层次的人进行强身保健，防病治病。

一、头面颈项保健

1. 梳头

方法：双手十指微屈，以指腹接触头皮，由前发际向后梳理10～20次，再由头顶向两侧梳理。

作用：活血脉，防白发，散风湿，止头痛。用于头晕、目眩，消除疲劳。

2. 叩头

方法：双手十指分开微屈，腕关节放松，以指端叩击头部，叩击时用力中等，叩30～50次。

作用：清脑醒目，通浊明目。用于眩晕、头痛、视物不清等。

3. 摩面

方法：先将两手搓热，随后掩面，由颜面部向下经眉、目、鼻、颧、口角等，掌摩面部（似浴面状）10～20次，以面部有热感为宜。

作用：滋润面皮，泽肤祛皱。用于皮肤衰老、面痛、口㖞、面神经痉挛。

4. 按睛明

方法：用左手或右手的拇指、食指分别按压目内眦上方凹陷处的睛明穴，先向下按，后向上挤，一按一挤，垂直进行，酸胀为度。

作用：通络明目，疏风清热。用于防治目赤肿痛、迎风流泪、夜盲、近视。

5. 刮眼眶

方法：用左右手的食指屈成弓状，以第二节的内侧面紧贴上眼眶，自内而外，先上后下刮眼眶，重复20～30次，以出现酸胀感为度，操作时闭目。

作用：疏风通络，明目退翳。用于防治近视、青光眼、白内障、目赤肿痛、迎风流泪。

6. 搓擦耳前

方法：以双手拇指桡侧或食指掌面，紧贴耳前，由下而上、由上而下地反复搓擦约 30 次，以热为宜。

作用：通经行气，补益肾气。用于防治耳鸣、耳聋等。

7. 捏鼻梁

方法：用拇、食二指指面捏鼻梁，上下往返 20～30 次。捏时可配合按揉动作，使局部有热感和胀感。

作用：通鼻窍。用于防治鼻炎、鼻渊、鼻塞。

8. 叩齿

方法：上下牙相互叩击，先叩击上下门前牙，再叩击上下边牙，叩击约 50 次。

作用：固护牙齿，以助消化。用于防治牙松、脱落、牙痛。

9. 击鸣天鼓

方法：用双手掌心分别紧接左右耳门，掌根在前，手指指向脑后，双手中指叩击脑后枕部，叩击时自闻有声鸣响，叩击 20～30 次。

作用：醒神宁心。用于防治头昏目眩、健忘、失眠。

10. 按揉风池

方法：用双手拇指端分别按揉左右风池穴，按揉时局部有酸胀、痛感。

作用：疏风解热，聪耳明目。防治感冒、头晕、头痛、项强、耳鸣、耳聋、眼病、鼻疾。

二、上肢保健

1. 摩上肢

方法：用手掌摩擦上肢，右手摩擦左上肢，左手摩擦右上肢，以上肢发热为度。

作用：通经活络，行气止痛。用于防治上肢酸痛、活动不利、麻木等。

2. 抖臂

方法：双上肢自然下垂，关节放松，抖动 1 min。

作用：舒筋活血。用于防治手臂拘挛、手指发凉等。

3. 按肩髃

方法：用一手中指指端或拇指指端，按揉肩前凹陷之肩髃穴，用力持续按揉，以酸胀为度。左右手交替操作。

作用：通络行气，滑利关节。用于防治肩关节周围炎，上肢麻木、疼痛。

4. 按揉上肢诸穴

方法：用拇指螺纹面或中指指面先后按揉肩关节周围、肘关节周围、前臂与腕关节周围的常用穴，以有酸、胀、麻等感应为宜，双手交替操作，每穴揉 1 min 左右。

作用：疏经活络。可防治肩周炎、网球肘、腕关节损伤等。

5. 捏上肢

方法：用拇指与其余四指对称用力拿捏上肢肌肉，从上至下拿捏，左右手交换操作，各 3~5 遍。

作用：舒筋通络，调和营血。用于防治上肢麻痹、拘急挛痛、上肢活动不利。

6. 推擦上肢

方法：先用一手掌心分别将对侧上肢的肩、肘、腕关节的前后、内外各面擦热，再沿经络循行方向，用一手掌心在对侧上肢的外侧，自腕背横纹处向上直擦至肩外侧的肩髃穴，再转向肩前方，沿上肢内侧向下直摸到腕内侧横纹处。如此，在上肢的外侧由下向上，在上肢的内侧由上而下地反复推擦 20~30 次，左右手交替操作。

作用：活血通经，可放松上肢肌肉，解除疲劳，增强上肢关节运动功能。

7. 按曲池

方法：用拇指指端按揉曲池穴 1 min，使局部有酸胀感。左右手交替操作。

作用：清热和营。防治关节酸痛、活动不利、高血压等。

8. 擦肩

方法：一手掌心紧贴肩部体表，上下撩动约 3 min，以热为宜。

作用：舒筋活血，增强肩关节活动能力，防治肩周炎。

9. 按揉臂臑

方法：用拇指或食指指端按揉臂臑穴约 1 min，使局部有酸胀感。

作用：通经。防治肩臂痛、项强、肩关节活动不利。

10. 拿合谷

方法：用拇指与食指对称用力捏拿合谷穴，使局部有酸胀感。左右手交替操作，各 20~30 次。

作用：疏风解表，通络止痛。用于防治感冒、口㖞、牙痛、头痛、热病等。

三、胸部保健

1. 按揉胸部

方法：以一手中指螺纹面，沿锁骨下肋骨间隙，由内而外，由上而下，适当用力按揉，酸胀为宜，约 3 遍。

作用：通经活络，宽胸利气。用于防治胸痛、胸闷、咳喘等。

2. 拿胸肌

方法：一手指紧贴胸前，食、中二指紧贴腋下相对用力提拿胸腹处，一提一拿，并加以缓慢柔和的捏揉动作，操作 5 次。

作用：宽肺调气，宽胸降逆。用以防治胸胀、疼痛、咳喘等。

3. 拍胸

方法：以五指并拢微屈，用虚掌拍击胸部，拍时用力要轻，自上而下进行。拍时不要屏气，约 20 次。

作用：宽胸利气。用于防治胸闷、胸痛、呃逆、咳喘等。

4. 擦胸

方法：用一手大鱼际或全手掌紧贴胸部体表，横向用力来回摩擦，防止破皮，以发热为度。

作用：宽胸利气。用于防治胸肌痉挛、胸闷、胸痛、咳喘等。

5. 揉膻中

方法：用中指指端按揉膻中穴 1~2 min，以有酸胀感为宜。

作用：调气降逆，宽胸利膈。防治胸闷、噎膈、心悸、咳喘等。

四、腹部保健

1. 按揉腹部诸穴

方法：用中指端，或大鱼际，或掌根为着力面，分别按揉中脘、章门、天枢、气海、关元、中极等穴，每穴 1 min，以产生得气感为佳。

作用：健脾和胃，通调肠腑。用于防治胃脘不适、消化不良、腹痛、月经不调、阳痿等症。

2. 摩腹

方法：以一手的掌心在腹部做顺时针方向摩动 20~30 次。

作用：消食通积，健脾和胃。防治腹痛、腹胀、纳呆、便秘等。

3. 揉胃脘

方法：用手掌大鱼际部或掌根处按揉胃脘部 3~5 min，用力要适中，以舒适为度。

作用：调胃和中降逆。用于防治胃脘痛、嗳气、腹胀、腹痛、消化不良、便秘、心悸等症。

4. 擦小腹

方法：以双手小鱼际掌侧贴紧脐旁 2 寸处的天枢穴，做上下往返擦动，发热为止。

作用：温通经脉，调和肠腑。防治腹痛、腹胀、泄泻、月经病等。

5. 摩丹田

方法：用手掌摩脐下小腹，或用一手掌摩丹田（位于脐下 1.5 寸即气海穴），一手擦睾丸旁，摩擦至局部发热。

作用：培肾固精，调气强阳。用于防治遗精、阳痿、淋浊等症。

五、腰背部保健

1. 拍背

方法：一手虚掌向后伸向对侧背后，拍打上背部 10 余次，左右交替操作。

作用：舒筋活血通络。防治肩背疼痛、酸胀及颈椎病、落枕等。

2. 捶击肩井

方法：正坐或站立，上身挺直，一手握成空拳捶击对侧肩井穴 20~30 次。

作用：行气活血。用于防治肩背酸痛、心绞痛、哮喘、落枕、颈椎病等。

3. 捶腰背

方法：两手握拳，以拳眼为着力点，自上而下捶腰背，背部亦可以桑枝棒捶击，5~10 次。

作用：强腰背，调肾气。用于防治腰背痛、腰骶痛、腰腿痛等。

4. 擦腰

方法：用双手掌紧贴腰部皮肤，自第二腰椎水平向下至骶骼关节处，上下往返摩擦，以局部发热为宜。

作用：温肾固本。防治腰酸、便秘、泄泻等。

5. 摩背旁

方法：双手握拳，反背身后，用拳之虎口部沿背旁上下摩擦，以局部发热为度。

作用：防治腰膝酸软、遗精、早泄、腰疼活动不利。

六、下肢保健

1. 按揉腿内外侧肌肉

方法：以双手掌根紧贴大腿，自上而下，分别用力按揉股内、外侧肌肉，以酸胀为宜。

作用：舒筋通络，活血止痛。防治股内外侧肌肉酸痛、麻木等。

2. 拿揉髌骨

方法：下肢放松，以一手拇指螺纹面及食指屈曲成弓状的桡侧面，拿揉髌骨两侧 1 ~ 3 min。

作用：舒筋通络。用于防治髌骨软化症、膝关节屈伸不利等。

3. 按揉膝眼

方法：下肢放松，以一手食、中二指指端分别压在两膝眼处，用力按揉 1 ~ 3 min。

作用：行气血，止膝关节疼痛。适用于膝关节炎及膝关节骨伤后的康复阶段。

4. 按揉足三里

方法：以一手拇指螺纹面，紧贴足三里穴，按揉 1 ~ 3 min，以有胀酸感为宜。

作用：调补气血，健脾益胃。防治腹痛、胃脘痛、消化不良、泄泻、便秘、腹胀、呕吐、虚劳内伤等症。

5. 弹拨阳陵泉

方法：以一手拇指螺纹面，紧按腓骨小头前下方之阳陵泉穴，并用力弹拨 10 ~ 20 次，以有酸胀、放射感为宜。

作用：舒筋活血。用于防治筋脉拘急挛缩及下肢疼痛、痿痹等。

七、男子性功能保健

1. 推腹

方法：由鸠尾穴向曲首穴掌推 30 ~ 50 次，动作应有力，并与呼吸同步，即吸气时手掌收回于鸠尾穴，呼气时向下推，再以两手掌由鸠尾穴沿两肋弓、腹股沟、阴囊路线掌推各 30 次，亦与呼吸同步。

作用：补肾益阳。用于防治阳痿、早泄等。

2. 拿大腿根

方法：用拇指、食指、中指三指端捏拿两侧大腿根部 30 次，以酸胀为度。

作用：舒筋行气。用于改善男子性功能障碍及遗精、早泄等。

3. 揉睾丸

方法：用双手指揉同侧睾丸 50 次，再分别捻搓同侧睾丸后精囊 100 次，以有酸胀感为度。

作用：行气壮阳。用于防治遗精、阳痿、早泄、滑精等。

4. 搓阴茎

方法：用双手搓阴茎，龟头 100 次；继用一手食、中二指夹持阴茎根部，甩动阴茎向前后、左右方向各 50 次，使阴茎挺立。

作用：活血行气壮阳。用于防治阳痿、遗精、早泄等。

第三节　健身推拿保健法

健身推拿法是在自我推拿法的基础上，综合运用自我推拿方法中的各种单一操作方法和有关的经穴，而达到强身保健和减轻某些疾病症状的目的。

一、宁心安神法

方法：指揉印堂、上星、百合、风池、太阳穴各 1 min，抹前额 30 次，双手再点击头顶 1 min，梳头 30 次，擦胸 30～50 次，按揉膻中、中脘穴各 1 min，摩腹 30～50 次，指揉内关、神门、足三里、三阴交各 1 min，擦涌泉 30～50 次。

作用：具有宁心安神的作用。对于心神不宁、失眠、头晕、脑涨、心悸、烦躁、神疲乏力等症具有良好的保健、治疗作用。

二、健脾益胃法

方法：掌揉中脘、神阙各 1 min，摩腹 30～50 次，分推胁肋，擦小腹各 30～50 次，指揉内关、足三里、三阴交各 1 min。

作用：具有温中和胃、健脾益气的功能。对食欲不振、胃脘不适、腹胀、腹痛、便秘、腹泻等症有较好的效果。

三、固肾益精法

方法：点击气海、关元、中极穴各 20 次，擦小腹 30 次，擦腰 30 次，拳揉、拳击腰眼穴各 2 min，按揉命门、肾俞、志室穴各 1 min,指揉足三里、三阴交、太溪穴各 1 min，擦涌泉 30～50 次。

作用：具有滋阴固肾、调气血、益精髓的作用。对于腰膝酸软、手足不温、头昏、耳鸣、耳聋、阳痿、遗精、早泄、前列腺炎等症有较好的保健效果，并对老年人体虚有强身补益作用。

四、醒脑增智法

方法：按揉神庭、百合、太阳、风池穴各 1 min，梳头 20～30 次，雨点击头顶 1 min，拿颈项 1 min，拳击肩井 20 次，点按内关、神门、肾俞、三阴交穴各 1 min，擦涌泉 30 次。

作用：具有醒脑提神、增长智慧的作用，提高学习和工作效率。对神经衰弱、健忘、头昏脑涨、注意力不集中等有较好的治疗效果。

五、强肾聪耳法

方法：按揉耳周诸穴耳门、听宫、听会、翳风穴各 1 min，指揉百合、风池各 1 min，搓擦耳前，按捺耳窍、击鸣天鼓各 30 次。指揉中清、肾俞、三阴交、太溪谷各 1 min，擦涌泉 30 次。

作用：具有补肾开窍、保护听力的作用。长期应用此法，可防治耳鸣、耳聋、老年人听力下降等症。

第十二章　气功养生保健法

气功是中华民族在长期的生活、劳动及与疾病、衰老做斗争的过程中，创造的一种自我身心锻炼方法，是修性和修命的一种活动，是练气和练意的功夫。它是中国优秀文化遗产的瑰宝之一，也是中医学的一个组成部分。无论功法如何，气功修炼都能获得疏通经络、调和气血、平衡阴阳、增强体质之作用，达到防病治病、保健强身、延年益寿等效果。

第一节　气功养生要领

一、养生气功锻炼的要素

养生气功锻炼必须掌握"调身、调息、调心"三要素。练功时只有三者密切结合，相互协调，才能把气功练好，达到养生的目的。

1. **调身（姿势）**　是指注意姿势和放松的锻炼。气功锻炼首先要摆好姿势，姿势正确是顺利进行呼吸和诱导精神松静的先决条件。所谓"形不正则气不顺，气不顺则意不守，意不守则气散乱"，可见调身之重要。调身分为坐、卧、站、行四大类，古称之为四威仪。久练调身，则有身强体健之效，古人常形容调身有素者具有"坐如钟，卧如弓，站如松，行如风"四威仪。

2. **调息（呼吸）**　是指注意呼吸和行气的锻炼。这种调整呼吸的锻炼，古人称之为吐纳。调息是练气功的重要环节，是使人体内真气积蓄、发动和运行的主要方法，调息不但可以对机体起到调和气血、按摩内脏的作用，同时有助于思想安定和身体放松。调息的方法分为自然呼吸和腹氏呼吸法。气功呼吸锻炼是一个从风相、喘相、气相到息相的修炼过程。调息所达到的高级层是胎息、龟息。此层次可达到呼吸之息氤氲布满身中，一开一阖，遍身毛窍与之相应，而息中反不觉气之出入，直到呼吸全止、开阖俱停的入定境界。调息能强身，入定能生慧，均对身心有养生效果。

3. 调心（意念） 是指思想如静和意守的锻炼。气功调心的中心环节是通过意念的作用，使思想集中，排除杂念，以一念代万念，从而逐步诱导入境，进入虚空的境界，即所谓"练神还虚"。它是气功最基本的功夫。练功的效果，主要取决于入境的深度。初学入境比较困难，一般可采取意守、随息、数息、听息、默念、观想、贯气等方法练习入静。调心入静对于开慧益智、明心见性具有重要的养生意义。

二、养生气功锻炼的作用

1. 保健身心，祛病延年 身心疾病是身心医学研究的对象，主要是指心理因素特别是情绪因素引起的疾病。常见的身心疾病有高血压、冠心病、某些肿瘤、胃及十二指肠溃疡、糖尿病、支气管哮喘、湿疹、某些妇科疾病等。气功身心锻炼的实践证明，气功最主要的功能是通过调节意、气、形，培养人的精、气、神，既锻炼了身体，又改善了意念心情，缓解人的紧张情绪，改变人的不良意念，营造人的快乐心态，从而防治了身心疾病，起到了身心双重保健养生的作用。

2. 开发人体潜能 养生气功锻炼能强身治病的根本原因是调动了人体的潜在能力，发挥了人体自我调节的生理功能。人体本身是一个完整的自我调节控制系统，"人体自有大药"（精气神），自我能够保健，但有的人之所以体弱生病，是由于自我调节生理功能不能充分发挥，精气神大药不足所至。

气功锻炼可以调整大脑功能，疏通气血经络，调节生理功能，促进身心协调，使人的神经状态和生理状态处于最佳功能。而且人体潜能开发的最高层次是大脑彻悟生慧，产生超常人的某种功能状态。

第二节　气功养生方法

练气功的主要内容是形、气、意，根本原则是调身、调息、调心。依据各家养生气功的共同实践经验，养生气功可以归纳为 6 种基本方法：体位法、放松法、呼吸法、行气法、入静法、意守法。

一、体位法

体位法是一种调整正姿的练功方法，指练功是按要求调整姿势，以便练功得法，一般要求做到"筋骨要弓，肌肉要松，节节贯串，虚灵其中"。即练功者要摆好姿势，腰脊要直要有劲，皮肤肌肉经络要放松，进而使大脑如静。这种有劲有松、松中有劲、劲中有松、松劲结合、虚实相兼的姿势，经过节节训练，就能使自身内气逐步积蓄、充实和运行，达到养生功效。

（一）练法

体位法修炼总的要求是全身各部位处于自然、舒适、有松有劲的状态。具体练法如下。

1. 坐式

（1）平坐式：要求坐在凳子或椅子上，不要满坐，要端坐，腰要直，头要正，下颌微向内收，鼻对脐，舒胸拔背，虚灵顶劲，沉身垂肘，两眼垂帘或轻闭，口自然闭合，上下牙齿轻轻接触，舌尖轻舐上腭，两脚平行分开，与肩同宽，不要"八"字形，脚跟脚尖平实着地，踝关节均匀放松，身躯与大小脚角度约 90°为宜，两大腿平行，两手放在两大腿上或平放在小腹部，两肘成弯圆形，两腋分开。

（2）盘坐式：分为平盘式和双盘式，练功时一般可按自己身体状况选择不同的盘坐式。初练功者一般采取单盘，即自然盘坐式；练功有素者可采取双盘，即将单压在下面的脚从内或从外搬到另一只腿上。使两脚心向上。佛坐大多为双盘坐式。姿势要求同平坐式。

（3）靠坐式：这与平常自然靠椅背而坐的方式相似，此式是重病患者或在疲劳时进行修炼的一种练功方式。姿势要求与平坐式相同，所不同的是靠坐在靠背椅上或靠坐在沙发上练功修养，自然而舒适。

2. 站桩式

（1）自然站桩式：姿势要求与坐式基本相同，两脚平行站立，相距与肩同宽，不要"八"字形。所不同的是脚趾紧扣扎地，意想两脚如同树根扎在地下一样，两脚稍微弯，两手自然下垂，两手心相对。

（2）三圆站桩式：双脚弯曲角度约70°，膝盖不要超过脚尖，或双手叠放在下腹部，右手放在左手外面（女子相反）。双手环抱于下腹部之前，五指相对。这种姿势称为抱腹式。另一种是双手臂弯曲于胸部前方，双手心相对如抱球样，称为抱球式。还有一种是双手臂弯曲平放于胸前，手心向内如环抱，但不高于脑中穴，称为环抱式。

（3）下按站桩式：要求双腿弯曲角度与三圆站桩式相同，还可稍低些，双臂亦弯曲环抱，但双手心向下，如往下按，称为下按式。

（4）悬线站桩式：要求姿势同上式，双手斜向前方，坐腕、立掌、十指向上，指尖高不过眉，指尖及头顶百会穴如11根悬线挂着，意想双脚亦如腾空似的，称为悬线式。

站桩各式总要求：身正、腰直、两股圆、两腿弯曲；两腿弯曲可高可低，视个人身体条件和练功需要而定，但膝盖不可超过脚尖，以保持有劲有松、养生适度的正确姿势。

3. 行步式　行步式是在行走或散步时进行练功的一种锻炼方式。要求：头正身直，不东张西望，两手大拇指轻捏食指，松静自然，意守丹田、涌泉或尾闾，腹式呼吸，行2~3步一吸，行2~3步一呼，视行步快慢而定。这样习惯成自然，可在行走或散步时进行锻炼，把练功养生融入实际生活中去。

4. 卧式

（1）仰卧式：要求高枕平卧，头端正，双手与身体平行，手心内向双腿，或双手放在下腹部，右手心放在左手背上，两腿伸直，两脚相距约 5 寸，或左脚放在右脚上。

（2）侧卧式：要求取右侧卧位，颈略向前弯，右手在枕上，离头约 2 寸，掌心向上，左臂自然舒张，左手放在髋部，掌心向下，两脚自然弯曲。

（3）躺卧式：身体斜靠在床上，即半卧位，两腿伸直，两手放在下腹部，右手放在左手之上。各种卧式除以上要求，其对眼、口、鼻、舌等的要求与坐式相同。

（二）养生功效

（1）平坐式修炼功效：练静功一般采取此式，这对慢性病如高血压、心脏病神经衰弱有较好的缓解保健作用，并有入静健脑效果。

（2）站桩式修炼功效：练此式对促进内气的储存与运行，增强体质，提高机体抗病能力，尤其对某些呼吸系统疾病如哮喘等，有较好的保健效果。

（3）躺卧式修炼功效：练此式易于引导身体放松、入静，一般对年老体弱者和患有消化系统疾病者有较好的保健效果。

（4）仰卧式修炼功效：练此式结合调息行气锻炼，特别是逆腹式呼吸锻炼，对胃下垂患者有较好的帮助，亦能起到入静养神作用。

总之，练功养生采取何种方式，宜因人因时因地而定，一般可采取早站桩式，午躺卧式，晚坐式后卧式。只要适合自己，有利于放松入静、强身健体即可。

二、放松法

姿势摆端正以后，就要使全身放松。放松是伴随体位的调身环节，即通过一定方法，用意念引导，意想身体如棉花松开的感觉，逐步使自己身体内外各部分均处于松弛状态。在练功过程中，要求使自己身体从头到脚，由表及里，从上至下，从左到右，从皮肤到肌肉、脏腑、血管、神经、大脑等都放松，并贯穿于练功始终。

1. 局部放松法　局部放松法是意想自己身体各部分，用意念逐一循序地进行放松，即练功开始意想自己头部各器官逐一使其放松；接着意想颈部、肩部、胸部、腹部、背部、腰部的皮肤、肌肉及神经、脏器等，使其都放松；然后意想两臂、两手、两腿和两脚，使其也放松。如此连续几遍，不仅可帮助周身放松，而且要诱导入静。

2. 三线放松法　三线放松法是局部放松法的延续，可在局部放松法之前或之后练习，即在练功时用意念将自己身体分为 3 个部分，分三线进行放松。第一部分第一线是从头部前面开始，沿胸腹下行至两腿到脚底。第二部分第二线是从头部后面开始，沿后颈部、背部、腰部至两臀部及两腿外侧，乃至两脚后跟两脚趾。第三部分第三线是从头部两侧下行至两肩、两臂到两手指。这样由上而下连续几遍，使全身逐步达到放松。

3. 拍打放松法　一般对上述放松法如感到难以放松时，用此法放松尤其见效。此法是一种辅助放松法。它的特点是通过双手自我拍打，同时结合意念放松，即拍打哪一部位，意想到哪个部位放松，从头到脚地进行自我拍打，好像弹棉花一样地放松，从而促使全身放松。这对某些由于用意念放松而往往引起精神紧张而不易达到放松入静者，有较好的辅助作用。

4. 守虚放松法　守虚放松即在练功时，不需要想自己身体哪一部位及哪一线放松，而是让自己大脑虚空，不思不想，让身体自然放松；或想自己身体如棉花松开，慢慢无限放大，似在空中飘荡的浮云，飘飘然，悠悠然，怡怡然，这样就会逐渐使全身感到处于松弛状态，还可使大脑入静。这种放松功对于练功养生尤有好处，它可以帮助真气回归丹田，以养气存神，养神练精，达到性命双修。

各种放松法，对于某些身心疾病如糖尿病、冠心病等，对某些心血管系统疾病如心脏病、高血压等，对神经系统疾病如震颤性麻痹症、神经衰弱、失眠等，对于心理疾病如狂躁症、妄想症等具有积极的保健作用。

三、呼吸法

调整呼吸使呼吸适应练功养生的需要，是任何气功修炼的重要环节。呼吸法是使人体内气积蓄、发动、动行之法，古人称之为吐纳法。

1. 腹式呼吸法　在放松的基础上，逐步把自然呼吸变为腹式呼吸，要求呼吸做到自然的深、慢、细、匀，呼吸的方式可顺可逆，即顺呼吸与逆呼吸。顺呼吸即吸气时腹部隆起，呼气时腹部凹进。逆呼吸则相反，吸气时腹部凹进，呼气时腹部舒张。这种腹式呼吸法，能加强腹肌运动，扩大肺活量，提高吸氧呼碳功能，从而有利于内气的聚集、储存与调动。腹式呼吸是气功练习的一种基本呼吸法，对于某些消化系统的疾病有一定保健效果。

2. 丹田呼吸法　此法比腹式呼吸法更进一步，其特点是练功高度入静后，几乎感觉不到鼻在呼吸，而是感到丹田部位呼吸。要求用意念引导呼吸至丹田部位（下丹田或称腹部丹田），即吸气时意想气吸到丹田和命门，呼气时意想气呼到丹田和命门，意想气从丹田和命门吸入与呼出。这样每一次吸气和呼气都在丹田部位起伏开阖，使丹田部位逐步形成一吸一呼运动，一般经过修炼大都会在丹田形成一种热气感或跳动感，或气丘感，都可以促使这一区域的血液循环。

3. 大呼大吸法　用鼻使劲地大呼大吸，或者是用鼻使劲地吸气，用口呼气，每一吸一呼要求尽量延长时间，并要求一呼一吸都发出较大声音，这是一种以扩大肺活量为主的呼吸法，对增强体质，调动机体内气，以及对某些慢性疑难病（如瘘症等）都有积极的效果。

4. 停闭呼吸法　此法在腹式呼吸的基础上进行，即在一吸一呼之间，或一吸一呼之后有一停顿闭气时间，或者是适当延长吸气、呼气的时间，即吸长呼短，或吸短呼长。这种呼吸法，对内气的储存与调动，以及对肠胃消化系统疾病亦较有帮助。

四、行气法

行气法是练功养生的一种重要方法。当练功到一定程度，内气发动之时，一般就会出现得气行气的感觉。这时通过意念的引导作用，并与腹式呼吸相结合，即可以意引气、以意行气。通过行气修炼，就可逐步促进内气的调动与运行，从而疏通经络气血，调整机体内在阴阳的平衡，达到强身保健的目的。

1. 贯气下行法　练功开始时，用意念或加入手势，引导气息由上而下，从头到脚，并意想天地清气从头顶（百会）贯入，体内浊气从脚底（涌泉）排出，如此连续 3～5 次，最后用意念引气回到丹田。这种贯气法与三线放松法相似，帮助全身放松亦有作用，对某些高血压患者有较好效果，但对中气下降和低血压者不宜采用。

2. 丹田运转法　此法可在贯气下行法之后进行修炼；要求在丹田呼吸的基础上，进行锻炼，即吸气时结合提肛，用意念引导气由会阴穴吸进命门，引到丹田，再用意念把气由丹田呼至会阴穴，如此运转循环，就会逐渐使丹田、会阴、命门等部位产生热感。这种行气法对某些泌尿系统疾病如遗精、阳痿、前列腺炎及妇女月经等，都有一定的保健作用。

3. 商天运转法　此法为意气结合，以意引气通大、小周天的一种练功行气法。要求练功中，内气在丹田发动之后，丹田部位（下腹部）会产生一股热气流动的愉快感觉，此时要用意念想着它，随着它，这股热气流动的感觉就会从丹田部位往下伸至会阴，再向后推进经尾闾循督脉向上，经命门、夹脊、大椎、玉枕、百会等，然后沿任脉下行至神庭、印堂，过鼻准、下廉泉、至膻中，再回归到腹部丹田。如此循任、督二脉周行环运，称为行气"通小周天"。行气"通大周天"是练功到一定程度，内气发动后，感到周身有一气流循十二经络、奇经八脉，按经气升降开合循环运行。这种意气结合，通大、小周天的行气法，具有升清降浊和作用，会使人感到精神异常充沛，周身异常舒适，对经脉不畅可能引起的周身病变，特别是五脏病变具有很好的防范保健效果。

4. 中宫直透法　此法是在练功过程意气相随，通过意念引导，使丹田之气上通到头顶百会，并由百会下通到丹田及会阴的功法。即以腹部丹田为中宫，引气由百会直通会阴穴，故称中宫直透行气法。要求根据气机运转规律，以意引气，吸气时气由会阴经丹田至百会，呼气时气由百会通至丹田及会阴。如此一呼一吸，上下中宫直透。这一行气法对培养调动人体之精气神，从而起到生命保健具有较好效果。

五、入静法

"松、静"是任何练功养生的共同特点和要诀之一。因为气功调心的中心问题是入静，能否入静也决定着能否养心。入静是指通过气功锻炼，使大脑减少以至停止思维活动，达到高度安静、舒适状态，从而进入虚空境界，同时入静能使大脑功能处于同步状态，不仅使大脑细胞得到休息，而且还有利于内气的聚集、储存，使人气足神旺。入静的要旨是思想集中，排除杂念，以一念代万念，其方法则较多。

1. 数息法　在练功中默念自己呼吸的次数，以一呼一吸为一次，要数十次、百次，以助入静。数息为的是排除杂念，使大脑入静。

2. 听息法　在数息法基础上进而采用听自己呼吸出入之声音的方法，以诱导练功入静。

3. 随息法　在听息法基础上，把意念跟随自身气息一呼一吸自然出入，即"息息相随"，使意和气相合，以诱导入静。

4. 止观法　此法即练功时用意念观想，以眼观鼻，内视鼻尖，以鼻观脐，意念鼻孔对肚脐，或以双目内视脐部，并把眼、鼻、脐三者连成一线，以诱导入静。

5. 观想法　此法为止观法，在练功中内视观想自己身体某一部位或某一经络或穴位，或观想某一景物，以诱导入静。

6. 默念法　此法为排除杂念，可默念诗词、歌赋或某些音符、语句等，以诱导入静。

7. 松静法　即通过放松法锻炼，以诱导入静的方法。采用局部放松法与三线放松法，或者吸气时想静，呼气时想松，一松一静，逐步达到放松入静。

六、意守法

意守法是练功调心、练意养神的重要方法，亦称"守一""存想"方法。意守即练功中运用意念默想身体某一经络穴位，或默想某一景象以达到入静的目的。通过意守使意与气相结合，调动人体内气，调整脏腑功能，修养心性神志。

1. 百会意守法　百会位于头顶巅部，为百脉经气，尤其是诸阳经之气汇集之处。练功意守百会，能外提一身之阳气，调整体内阴阳平衡，对于某些阳虚畏寒及中气下陷引起的脑贫血、低血压等，有一定保健作用，对益智健脑亦有帮助。

2. 膻中意守法　膻中位于胸部两乳之间，为中气汇集开阖之处，亦为任脉与脾、肾、心和心色等经和经络汇集之处，具有调和气血的作用。意守膻中对某些妇科疾病具有一定的调节保健作用，对心肺功能亦有保护作用。

3. 涌泉意守法　涌泉位于脚底心，为肾气之根，肾经之重要穴位，意守涌泉具有育阴潜阳的作用，对神经衰弱、失眠、高血压、心脏病及阴虚阳抗等，有一定的调节保健作用，亦可起到排出浊气的作用。

4. 劳宫意守法　劳宫位于手掌心，为心包经之要穴，对调节心、神（包括大脑和心脏）有重要作用。意守劳宫与涌泉交替意守，或以手心劳宫按摩脚底涌泉，可调节肾功能，起到心肾相交的养护作用。

5. 会阴意守法　会阴位于前后阴之间，为任、督、冲脉发源与汇集之处，亦称精气之根。意守会阴可起到炼精化气的作用，对某些泌尿系统疾病及阴虚肾亏具有保健作用。

6. 命门意守法　命门位于两肾间气机会合之处，为任、督脉交会之点，有"生命门户"之称。命门与两肾和腹部丹田构成人体的元气总汇聚、储存的中心。意守命门对炼精化气有积极帮助作用，对某些阳虚肾亏、腰痛等亦有一定的保健作用。

7. 丹田意守法　丹田指小腹部之丹田，为生命之根，元气聚集之所，内气发动之源。意守丹田为诸多功法之通法。它可使内气在该区聚集，即气聚丹田，产生一种热、重、胀及类似热气流的感觉，并逐步明显。如此长练，就会出现气循任、督脉的感觉，所以意守丹田是练功养生的通用大法，是汇集下精、中气、上神的重要途径，它不仅有助于内气的积蓄与发动，而且可帮助全身放松，大脑入静，又可以对诸虚百损和泌尿系统疾病具有良好的保健作用。故历代练功养生家首推意守丹田大法。

第三节　气功养生八法

为了适应群众性气功健身活动发展需要，加强气功社会化发展的健康引导，国家体委武术运动管理中心、国家体委武术研究院、中国武术协会组织气功界、医学、体育界及科技界众多专家在长时间广泛调研、深入研讨的基础上，编定了一套优秀的气功健身功法——"中国气功养生八法"。此功法以动为主，动中有静，快慢相宜，行功时讲究意念配合引导，形、神合一。以呼吸应于动作，达到外强肢体、内和脏腑、通畅经络的作用。从而使人体内外的各个部分得到全面均衡的锻炼，提高机体防御疾病的能力。练习方法如下。

一、预备式

1. 方法　松静站立，双脚自然靠拢，两眼平视，心境顺和，呼吸细匀流畅。重心右移，左脚抬起向左侧轻轻横迈一步，再将重心平稳过渡到两脚之间。双脚平行，与肩同宽，脚尖朝前，双手自然下垂体侧，手心向内，十指自然弯曲，轻贴于大腿两侧，圆裆、松胯，双膝微屈，沉肩松肘，头正身直，百会上领，下颌内收，闭口合齿，舌自然平伸，目光平视，神意内敛，自然呼吸，静立片刻。

2. 要领　预备式为全套功法之始，不可忽视，屈膝程度勿太大，身形端正，脊柱松直，各关节直中有曲；心静为其主旨。

3. 原理　无极生太极，无极态即为全身内外的均匀平衡态。通过预备式的调整，使身心进入意气平和境地。各部分松静舒畅的调形，使身体达到合理的形态布局，建立起以后动静运动的基础规范。

意、气、形的协调，确定为内练的基本模式。

二、第一式——阴平阳和

1. 方法 两臂缓缓由体侧抬起，臂手相随，腕部松平，掌心向下，指尖微垂，大拇指微张，虎口呈圆形，其余手指自然分开，掌心内含，抬手过程中松肩松肘，同时以鼻细细吸气。

两臂持续上抬，抬至与肩同高呈水平状，保持沉肩状态。以大拇指牵领，两臂外旋，翻转掌心向上，双手间如托两球，同时以鼻缓缓呼气，旋臂过程中手指微微外张，双臂保持自然微屈，勿耸肩。两侧向上捧合，掌心相对，手指向上，双手间如抱球，目视前上方，举臂时细细吸气，意念以掌心承接天宇之气。双掌捧合至头顶上方时，两臂成圆形，以两掌心劳宫穴罩对百会穴，略停片刻，缓缓呼气，意想将天宇之气灌入百会。

轻轻吸气，两掌经面前沿身体中线下按，掌心向下，掌指朝内相对，如按球在水中，将气领入下丹田。按掌同时缓缓呼气。

两掌下按至小腹前时，两臂外旋，翻转掌心向内，变掌指朝下，两臂自然回收体侧，手行过程中，意念随之游走。按上面过程反复做 3 遍。

两臂向体前抬起，掌心向下，上抬过程中两臂保持平行，略宽于肩，起臂同时缓缓吸气，体会双掌与大地之间的气感。

臂抬与肩平，两臂呈自然弧形，腕部松平，目视前方。

两掌缓缓下按至脐部，如将球按入水中，身体随之慢慢下蹲，同时缓缓呼气，保持上体正直。

掌按至胯旁时，身体停止下蹲，此时掌指依然朝前，圆裆、松胯。

身体向上直起，带动两臂上抬，如前起按 3 遍，收手站立如预备式。

2. 要领 起掌时勿耸肩；向下落掌与呼吸相协调。

3. 原理 此式中含 3 个桩法，以动入静，以静生动。掌心向下为阴掌，采大地之气；掌心向上为阳掌，接天宇之气。以气贯百会，并且由上而下捋顺内息。掌对大地上下合运，起到阴升阳降、阴阳既济的作用。

三、第二式——怀抱日月

1. *方法* 两掌心斜向内，由体前缓缓上抬，双臂呈圆形如抱球，注意勿耸肩翻肘，双臂上抬时轻轻吸气。

手臂抬至与胸齐，呈水平状，两虎口相对，双臂呈弧形，目光内涵。保持此状态静立片刻，自然呼吸。

两臂缓缓外开，尽量向外。向后自然扩展，随开臂而开胸、开肩，同时缓缓吸气。双臂仍保持水平，双肘呈自然弯曲状，目光平视。

两臂开至最大限度后，慢慢向前、向内合收，至抱球状，随合臂缓缓呼气，合臂过程中目光在两臂间平视，体察两臂间的气感。

双臂如此开合 3 次，然后由体前自然下落，回归体侧。

2. *要领* 开臂时不可过于挺胸，下颌勿上扬。肘、腕部始终保持松畅。

3. *原理* 本式有开胸理气之效，臂与掌的开合十分容易体验气感。手指不断舒张，摆动调节手三阴三阳经，带动全身。练习久了，可觉全身内脏发热。

四、第三式——旋转乾坤

1. *方法* 双手由体后自然上提，掌心向内轻扶于两肾处，自然呼吸，意守两肾。身体保持正直，沿顺时针方向缓缓圆转头部 9 圈，目光垂收。

再沿逆时针方向圆转 9 圈。圆转头部时注意保持颈部以下的部位不做大的晃动。

转头过程中自然呼吸。

以两脚心连线中点为圆心，以掌推腰，沿顺时针方向圆转旋动 9 圈，再沿逆时针方向圆转旋动 9 圈。旋动时上体随腰胯的转动自然俯仰，双脚保持不动。

圆转腰胯过程中自然呼吸。

以脊柱为中轴，以头引领身体向左后方缓缓转动至最大限度，停顿片刻，再缓缓回转，至正前方时仍旋转不停，向右后方继续转身至最大限度，停顿片刻，再回转。如此反复 3 遍。

转动身体时目光随之向左右后方远视，注意头颈、身体保持正直，不弯腰，双脚不要移动。

向后拧转时吸气，复原还中时呼气。左右均同。身体还中，目光平视，意守两肾。双手扶肾部，上下揉摩 21 次，意注双掌。

揉摩完后双手自然由体后下落，回归体侧。

2. 要领　以掌摩肾时效果应深达内里，而非摩擦皮肤表面。头、腰的转动应均匀、圆润，不可用僵力、硬力。

3. 原理　转头放松诸阳之首府，转腰牵动中轴及中心律枢纽。此式涉及身体的各个关节，使机体得到全面的运动。

五、第四式——推窗望月

1. 方法　双手自体前沿中线慢慢捧起，掌心向上，十指相对，虎口张圆，掌心内含。抬手同时缓缓吸气。

手抬至胸部时，手臂内旋，翻转掌心向下，目光垂收。双掌轻柔下按，落至腹前，随落掌缓缓呼气。

再翻掌向上，缓缓捧起。如前反复 3 次。

捧掌至胸前，慢慢吸气，随捧掌重心自然移至右腿。左脚向左前方迈出，脚跟先着地，同时手臂内旋，翻转掌心向外，重心逐渐前移左脚，踏实全脚掌，随重心前移双手缓缓向外推出，掌心朝前，掌指向上，轻轻呼气。

重心逐渐后坐移至右腿，同时将左脚尖抬起，两掌随之向内缓缓收回胸前，随收掌轻轻吸气。再将重心前移，并向外推掌如前，反复 3 遍。

第 3 遍后移重心时，将左脚收回，顺势将重心移至左腿，右脚向右前方迈出，同时翻转掌心向外推出。与左势对称练习，共推收 3 遍。

脚回落，双手收回胸前，掌心向内，再翻转向下由胸前沿身体中线自然下落至身体两侧。

2. 要领　向左右前方推掌时，注意以膝带动身体前移。两臂自然呈弧形，沉肩坠肘、迈脚、翻掌、移重心、推掌几个动作同时进行，保持高度协调。推掌时注意体察双掌的气感。

3. 原理　双掌在胸腹之间引气运行，使心肾相交，水火相和。左右的收推起到采气补身、滋养百骸的作用。

六、第五式——摩运五行

1. 方法　两手缓缓抬起，掌心向内，双掌内外劳宫穴相对叠按于腹部。男右手在内，左手在外；女左手在内，右手在外，自然呼吸，意在两掌。

沿顺时针方向圆转揉摩腹部，共9圈。

再沿逆时针方向圆转揉摩腹部，共9圈。

双手慢慢打开，由小腹两侧经两肋，由外向内圆转揉摩而上，至胸前。

两掌指尖相对叠合于胸口，由身体中线推摩至小腹。同时缓缓呼气，双手轻贴小腹，意守片刻，如此反复12次。

双手缓缓抬起，两掌轻贴于胸后玉枕穴，沿顺、逆时针方向各圆转揉摩36次。双手经体前自然下落，至小腹前翻转掌心向前、向外，双臂呈弧形由身体两侧向上捧起，同时轻轻吸气。

两掌于头顶上方相合，掌心皆向下，上下相叠，右手在下，左手在上，轻按于百会穴。分别沿顺、逆时针方向各圆转揉按21圈。揉后双手自然放下收回体侧。

2. 要领　揉摩时用意于力相随合；揉摩会避免重压；揉腹及两肋速度应均匀一致。

3. 原理　内气运行到一定程度后的带气自我按摩，有效地起到活血化瘀、启动气机的特殊效果。

七、第六式——行云流水

1. **方法** 两掌指尖相对自体前捧起，同时吸气，至腹部时静立片刻，调匀呼吸。

双手继续上捧，至胸前翻转掌心向上，并缓缓上托，同时轻轻呼气。

托至头顶上方，静立片刻。松肩、圆臂，自然呼吸。

两手掌心向外，由体侧缓缓呈圆形划落，同时细细吸气至腹前，两臂外旋翻转掌心向上，双手再由体前捧起，同时吸气。至肩部时，两臂内旋，翻转掌心向外，指尖向上，双掌缓缓向身体两侧水平推出，目视前方，轻轻呼气。推至最大限度，静立片刻，调匀呼吸。

双手掌心向下自然回落，再捧至腹前，如此上托、侧推反复3遍。

2. **要领** 两掌上托时，十指相对，距离不要过大，至头顶后尽力上托；双掌侧推时，肘部保持自然弯曲。

3. **原理** 托天有理三焦之效，侧推舒展经络、鼓荡全身，使人与天地自然相应。

八、第七式——太极运球

1. **方法** 两手由体前自然抬起，十指微张，虎口呈圆形相对，抱球于腹前。

重心移至右腿，同时左手向左下方、右手向左上方呈弧形划动，两掌心保持相对，似揉运一球，同时身体以脊柱为中轴向左转动。转至面向左方时，呈左手掌心朝上，右手掌心朝下。

重心逐渐转向左腿，身体以脊柱为中轴向右转动，同时左手保持掌心向内，由左下方经身体中部，向右上方弧形划动；右手保持掌心向外，由左上方经身体中部，向右下方呈弧形划动。转至面朝右方时，呈左手掌心向下，右手掌心向上。

再将身体向左对称回转，如此反复3遍。运转过程中自然呼吸。两手回收体前，内外相叠，轻贴腹部。男左手在内，女右手在内。

意在掌中，静立片刻。

2. 要领　左右运转时掌心始终相对，弧形划动要连贯圆活；脊柱保持正直放松，勿突出臀部；身体重心不断转换于两腿之间时，双脚不要移动；揉球过程中腰、胯、肩、肘、腕、膝等关节协调运动，目视掌中球。

3. 原理　运球即运气，以所练之气自养内外，该式为内气颐养使用法。

九、第八式——天长地久

1. 方法　双手从体后自然提起，掌心向后。再自腋下由后向前掏出，提至肩部。翻转掌心向上，由脑后缓缓向上推出。

推至头顶上方时，两臂自然外旋，掌心随之翻转向内，由面前缓缓下落。双手至胸部时，掌指由内转而向下，虎口张圆，大拇指相对。两掌先后沿胸部两侧，腹部两侧，大腿、小腿内侧缓缓推落。再分别经脚内侧、脚尖、脚外侧、脚跟、腿后侧摩转至后腰。再翻转掌心向外，继续上提至腋下。由后向前掏出，如前重复练习，共3遍。

双手落于体前，掌心向内，大拇指与其余手指分别贴压，自然叠合于小腹丹田处，男左手在内，女右手在内，意守丹田，静立片刻。

收手还原成起势姿势。

全式自然呼吸，意随掌行，游走全身。

2. 要领　转掌变换手指方向过程中，掌行勿停；双手由脚跟向腰部上提时，手指始终朝下；手掌推下、提上过程中，随两掌的推行，腰部柔和下弯和伸直；手掌推行的速度要均匀、连贯。

3. 原理　此式为人体大周天运行，将手足经络相连，使阴阳汇交，上下互补，形成自我完善的良性循环。

十、收势

1. 方法　自然松静站立。两手掌心相对，反复轻快搓摩至热。

以两手掌轻覆双眼片刻，并揉摩整个面部。两手十指用力推梳头顶及脑后。手臂抬起，两手悬于头顶上方，以十指尖为着力点，轻扣头顶数十次。

以两手掌均匀、全面地拍打全身。

全套动作以中等速度，练习完成约 18 min。

2. 要领　揉搓及拍打时意念平和。拍击身体时应轻透，但力度不可太重。

3. 原理　搓手激发经络活性，温补全身。对头面部进行细致的搓、摩、叩击，可促进头部的血液循环，放松大脑，精爽神意。拍打全身，使气血顺达，通体舒泰。

第十三章　康复医学新进展

一、中国康复正走向世界

21 世纪，西方传统康复医学面临东方康复医学的挑战。美国康复医学处在现代康复医学的领先地位，理论研究和应用技术研究均较成熟，有一套完整的康复医疗结构体系。北美、澳洲康复医学发展，紧随其后。欧洲医学会联盟（UEMS）专设康复医学部，有 25 个国家专业学会参加该组织，出版《康复医学杂志》（*Journal of Rehabilitation Medicine*），提倡康复医学与临床紧密结合，称为临床康复，其正成为欧洲康复医学发展的主流。

亚洲康复医学的发展，富含东方医学色彩。我国中西结合康复医学，有很大潜力和发展空间。2014 年在苏州成功召开了 ISPRM 发展中国家康复论坛，目的是要提供发展中国家康复医疗交流的平台，为 WHO 全球康复行动计划的实施做出贡献。

欧洲康复的新理念：开始普遍采用 ICF 作为新的康复评价标准。与预防、保健医学及健康管理紧密结合。与临床医学紧密结合。在科室布局上采用"动静分开、干湿分开、门诊住院治疗分开"等方式。

二、康复医学社会价值观

目前人类死因主要是心肌梗死、脑血管意外、癌症和创伤等。积极进行康复治疗可以明显延长患者寿命，死亡率降低 36.8%。

在脑血管意外存活患者中，积极康复治疗可使 90% 的患者重新获得行走和生活自理能力，30% 的患者恢复工作。不进行康复治疗，上述两方面恢复者分别仅为 6% 和 5%。

在癌症患者中，据统计 40% 可治愈，60% 可存活 15 年。这些存活者，无疑给家庭和社会造成沉重负担。癌症患者需要在手术、放化疗之后，针对诸如慢性疼痛、身体衰竭、放化疗反应等，给予心理、整形、作业和物理治疗等康复措施。

在创伤方面，以截瘫为例。据统计，1950 年前截瘫后只能存活2.9 年，50 年后延长到 5.9 年。采取积极的康复治疗后，1976 年已有 53% 的截瘫患者重返工作和学习岗位，1980 年这一比例达到 83%。

三、康复医学社会需求巨大

中国各种功能障碍导致影响正常生活、学习和工作的慢性病患者、老年病患者超过 1 亿人，全国残疾人口 8200 万人，实际上中国需要康复服务的人数已经超过 2 亿人。

我国政府提倡加强政策引导，充分调动社会力量的积极性和创造性，大力引入社会资本，形成以非营利性医疗机构为主体、营利性医疗机构为补充，公立医疗机构为主导、非公立医疗机构共同发展的多元办医格局。合理布局、积极发展康复医院、老年病医院、护理院、临终关怀医院等医疗机构。

20 世纪 80 年代初，中国专业康复机构的建设为零，80 年代末中国康复研究中心成立。21 世纪初，康复事业的发展已呈星火燎原之势，各县市医院的康复医学科、残联机构的康复中心纷纷成立。与 2009 年的全国抽样调查的数字相比，综合医院建立康复医学科的比例已从 25% 增长到 50% 以上，而康复医院的数量和规模增长 2 倍以上。

四、康复组织的成立

1954 年，世界物理治疗师联盟（WCPT）在丹麦首都哥本哈根成立，最初由澳大利亚、加拿大、英国、法国、美国等 11 个会员国组成。1991 年，WCPT 分为 5 个独立的地区专业委员会。现在发展为 101 个会员国，其 30 万名物理治疗师会员遍布世界各地。1969 年国际康复医学会成立（IRMA）。

中国康复医学会（CARM）是于 1983 年经卫生部批准成立并在民政部依法登记的全国性学术组织，1987 年中国康复医学会加入中国科协，同年加入国际康复医学会，2001 年加入国际物理医学与康复医学学会（ISPRM）。

1997 年，山东省康复医学会成立，下设 15 个分会。2016 年成立山东省疼痛研究会神经康复专业委员会，下设康复医疗组、康复护理组、康复治疗组，为神经疾病康复搭建了学术交流平台。

2016 年，山东省老年学学会康复专业委员会成立，2017 年山东省医师协会神经修复学分会成立，为患者康复搭建了学术交流平台。

五、康复专业多元化发展

随着社会的发展，我们学科内涵正在发生新的变化，即康复医疗不仅致力于功能障碍者的功能康复，还要关注各种健康问题，包括老龄、妇女围产期、儿童发育迟滞、亚健康状态、心理障碍状态、营养异常状态、成瘾状态等。学科将涉及医疗全程，即急性期、亚急性期、稳定期、恢复期。学科将从整体医学的角度，强调生物 - 心理 - 社会医学的模式，强调天人合一的思想。学科的工作内容不仅与医学关联，也与工学（计算机、自动化控制、人体工学、材料学等）及人文科学（哲学、社会学、经济学、美学、心理学等）关联。

六、康复治疗技术的发展

（一）传统的康复技术

1. **手法**　关节松动技术、麦肯基疗法（Mackenzie）及传统的按摩、推拿等。

2. **生物力学疗法**　包括渐增阻力训练法、关节活动度的维持与改善训练法、呼吸系统疾病运动疗法、步态矫正训练法等。

3. **神经生理学疗法**　是根据神经发育的规律应用易化或抑制的方法，改善因中枢神经系统损伤而导致的运动障碍的治疗方法。应

用较普遍的有本体感觉性神经肌肉易化训练法（PNF）、Brunnstrom
评定训练法、Bobath 评定训练法及 Rood 训练法等。

（二）新兴的康复治疗技术

1. 肌内效贴扎技术　从运动损伤逐步发展到康复医学领域。
《软组织贴扎技术临床应用精要：肌内效贴即学即用图谱》一书重点
介绍常见骨科疾患、运动损伤、神经系统功能障碍及内外妇儿科常
见病症与美容等专科贴扎方法，是大陆第一部"肌内效贴"实用工
具书。采用解剖透视图和真人演示图相结合的方式，体例新颖，易
学易懂。此外，为方便贴扎实际应用，还结合运动解剖分析，系统
地总结了肌肉起止点、主要功能及运动功能障碍受累肌肉以供速查。

2. 肌筋膜链疗法　由美国物理治疗师 IdaRolf 提出，国际手法治
疗师 Thomas Myers 通过解剖实践验证得出，并出版《解剖列车》一
书。肌筋膜链康复技术在国际上已经普遍推广，并且成为物理治疗
师、手法治疗师、按摩师、整骨医师、私人教练、体能教练等必备
的进阶课程，也成为他们在工作中不可缺少的一部分。

在国内这还是一个比较新的技术，是由我国著名运动康复专家，
同时也是国内第一个博士私人教练——毕义明博士引入中国，并融
合了多年的运动经验和康复理论，形成了评估诊断－手法治疗－功
能训练三位一体的治疗与康复模式，并在国内的医疗界、健身界和
运动界引起了很大的轰动。

3. 新 Bobath 技术　《康复治疗：新 Bobath 治疗》由中国康复
研究中心和日本 Bobath 指导教师协会的专家共同编写，系统介绍了
Bobath 概念与历史、姿势张力与相反神经关系、姿势控制与运动控
制、关键点控制与支撑面、弛缓与张力过高、协同运动、评定、正
常运动、Bobath 治疗与临床推理、脑卒中患者的步行治疗、脑卒中
患者瘫痪侧上肢手的 Bobath 治疗、吞咽障碍的康复治疗、非神经源
性因素致弱化的治疗及患者的日常生活活动等内容。

4. GCT 整体控制－绳带疗法　是以中医整体思想为基础，借助
绳带，整合当今最先进的神经康复技术理念，创新性地通过手法引

导，使患者身体恢复更长、更直、更对称的整体运动控制思想，能够精准迅速地提高脑损伤患者运动控制能力。

5. 运动再学习方案　20世纪80年代由澳大利亚 Janef H. Carr 等提出，生物力学、运动生理学、神经心理学是其理论基础。该方法认为中枢神经系统损伤后运动功能的恢复是一个再学习或再训练的过程，注重把训练内容转移到日常生活去。

4个基本要素：消除不必要的肌肉活动（尽量用小力、合适的力，以免兴奋在中枢神经系统中扩散）、反馈（视觉、语言）、练习（以特定作业为导向的练习）、姿势调整。

运动再学习方案在促进脑卒中后运动功能障碍的恢复训练方面，显示出较大的潜力，比常规康复方法有更好的治疗效果。

减重步行训练：是脑卒中下肢康复行之有效的训练方法。

减重步行器（TWBWS）：活动平板和悬吊减重系统。

镜像疗法：正镜像疗法（MT）又称镜像视觉反馈疗法（MVF），于1995年由 Ramachandran 等首次提出，并应用在幻肢痛患者疼痛治疗中。镜像疗法是指利用平面镜成像原理，将健侧活动的画面复制到患侧，让患者想象患侧运动，通过视错觉、视觉反馈及虚拟现实，结合康复训练项目而成的治疗手段。

七、康复理念的转换

重建生活为本的作业治疗模式，是三元合一的重建过程。第一是生活意志的重建：患者首先要有生活自控感，对生活有希望、有目标、有追求，这是患者生活动力的主要来源。第二是生活能力的重建：这是我们为患者做的治疗项目，如日常生活训练、家居生活训练、社区生活训练、业余活动训练、社交生活训练及工作训练等。第三是生活方式的重建：包括业余生活重建、家庭生活重建、人际社交生活重建、工作生活重建。有效率的作业活动可以促进患者接受伤残，并充分发挥残存的功能，重新建立一个新的生活模式，以及丰富的生活内容，感受到生活的意义，提高患者对生活的追求，回归家庭，回归社会。

八、新兴的康复模式

1. 无创脑刺激　脑刺激是以运动皮层间的大脑半球互动为基础的理论模型。在单侧脑卒中后，正常的脑互动被打破，因此产生了运动障碍。该理论模型认为造成脑卒中后功能障碍的原因是：①脑卒中后两半球运动交互作用失平衡；②受损半球的运动神经活性降低；③对侧半球运动神经活性过高。通过 tDCS 或 rTMS 刺激调整/纠正不平衡可促进脑卒中患者的运动功能恢复。

2. 脑机接口（BCI/BMI）　执行此功能的元件包括记录皮质信号（通常为脑电图）的传感器、提取目标信号（如手的运动）并对其进行解码的处理器及执行目的信号的效应器（通常为电脑屏幕光标、机器人手臂或轮椅）。在一些系统中，设备甚至可提供给患者一定的感觉反馈，以改善其运动功能。因此，BCI 通常归类为神经假体。

3. 生物疗法和药物治疗　生物治疗最常用的是干细胞技术和营养因子。氟西汀有助于急性缺血性脑卒中运动功能恢复；选择性5 - 羟色胺受体阻滞剂（SSRI）有助于康复恢复；胆碱酯酶抑制剂和谷氨酰胺的临床试验显示，两者可改善失语症的康复效果；多巴胺能药物也可以改善脑卒中后抑郁和注意力；安非他命对轻偏瘫患者初步结果显示，药物联合物理治疗可促进功能恢复。

九、康复治疗模式的发展

以医院康复（专业康复医院、综合医院康复医学科）、门诊康复、社区康复和家庭康复为主体，同时针对患者和家庭情况以长期入院、短期入院、日托、夜托等为补充，形成完善的临床康复医疗网。

康复医疗作为平台学科介入各个有需要的患者治疗中，与骨科、神经内科、神经外科、呼吸内科、心血管内科、肿瘤科、ICU 等学科进行早期协作、深入协作。

康复治疗方法，通过康复医疗、康复护理、物理治疗、作业治疗、心理治疗、言语治疗、假肢矫形器应用等治疗手段全面系统协作，共同参与组成无缝连接服务的治疗小组，完成 Teamwork 的统一，形成医疗、康复、护理全方位协同工作。

十、康复新技术/新设备

因人瞩目的新技术、新设备将集中在以下方面：①以运动反馈和人机对话为方式的运动训练器材；②以生物电和运动信息综合处理，并实现远程控制的物联网技术；③脑高级功能成像和行为模式研究技术；软组织超声诊断和治疗联合设备；④微创治疗技术和设备在康复医疗的拓展应用；⑤康复机器人，包括上、下肢，行走机器人等；⑥辅助器具的电子化、人性化、材料革命和全方位拓展。

未来 10 年将是脑卒中康复进展重要的 10 年。随着各种实验的陆续完成，康复介入的时间和强度问题将会得到一个满意的答案。新技术的进展将会为脑卒中治疗提供新的药物、干细胞、脑刺激及其他治疗方法（如虚拟现实）。结合各种不同的疗法和介入，可能会出现更有效的个体化治疗方案，并且也会是脑卒中治疗的一个新的发展方向。

第十四章　干细胞抗衰老

第一节　干细胞的基本概念

干细胞又称为万能细胞，是一种具有自我更新能力和多向分化潜能的细胞，具有低免疫源性和良好的组织相容性，而且强大的免疫调节作用。干细胞在一定条件下，具有再生各种组织器官和人体的潜在功能。1988 年，法国用脐血干细胞成功治愈一例 Fanconi 贫血患者。30 年来，随着干细胞生物学、免疫学、分子技术、组织工程技术等科研成果的快速发展，干细胞移植和细胞免疫治疗已成为一种安全而有效的治疗手段。*Stem Cells* 杂志主编、斯坦福大学干细胞移植研究中心主任 Nolta 在 2018 年首期评论指出，在未来 5～10 年活细胞药物（living medicines）将替代传统药物治疗疾病，特别是难治性疾病，包括干细胞移植、免疫细胞治疗、基因干细胞治疗和干细胞组织工程。

一、干细胞分类

1. 根据来源分为 3 类　第一类是胚胎干细胞，是指由胚胎内细胞团或原始生殖细胞经体外抑制培养而筛选出的细胞，它是全能干细胞，可以发育成各类组织器官的细胞。但是，由于法律、宗教和伦理的限制，再加上有致瘤性风险，广泛应用受到限制。第二类是成体干细胞，它是指存在于一种已经分化组织中的极少量未分化的细胞，这种细胞能够自我更新并且能够特化形成组成该类型组织的细胞。成体干细胞存在于机体的各种组织器官中。目前发现的成体干细胞主要有造血干细胞、骨髓间充质干细胞、神经干细胞、肝干细胞、肌肉卫星细胞、皮肤表皮干细胞、肠上皮干细胞、视网膜干细胞、胰腺干细胞等。第三类是诱导多潜能性干细胞（iPSC），它是通过特定的转录因子将成纤维细胞诱导重新编程，而获得与胚胎干细胞相似的干细胞。2012 年，日本学者因此而荣获诺贝尔生理学或医学奖。其特点是没有伦理问题，而其可以诱导分化为相应的细胞系，如多巴胺神经元、心肌细胞、自然杀伤细胞等。目前已经有部分作为干细胞药物上市，如血小板制剂。

2. 根据分化潜能分为 3 类　第一类是全能干细胞，具有自我更新和分化形成任何类型细胞的能力，有形成完整个体的分化潜能，如胚胎干细胞，具有与早期胚胎细胞相似的形态特征和很强的分化能力，可以无限增殖并分化成为全身 200 多种细胞类型，进一步形成机体的所有组织、器官。第二类是多能干细胞，顾名思义，多能干细胞具有产生多种类型细胞的能力，但却失去了发育成完整个体的能力，发育潜能受到一定的限制。例如，造血干细胞可分化出至少 12 种血细胞，骨髓间充质干细胞可以分化为多种中胚层组织的细胞（如骨、软骨、肌肉、脂肪等）及其他胚层的细胞（如神经元）。科学家们目前趋向于将分化潜能更广的干细胞称为多潜能干细胞，如骨髓间充质干细胞，而将向某一类型组织的不同细胞分化的干细胞称为多能干细胞，如造血干细胞、神经细胞等。第三类是单能干细胞（也称专能、偏能干细胞），常被用来描述在成体组织、器官中的一类细胞，意思是此类细胞只能向单一方向分化，产生一种类型的细胞。在许多已分化组织中的成体干细胞是典型的单能干细胞，在正常的情况下只能产生一种类型的细胞。例如，上皮组织基底层的干细胞、肌肉中的成肌细胞又叫卫星细胞。这种组织是处于一种稳定的自我更新的状态。然而，如果这种组织受到伤害并且需要多种类型的细胞来修复时，则需要激活多潜能干细胞来修复受伤的组织。

二、干细胞的来源

干细胞的主要来源是骨髓、外周血液、脂肪组织、肌肉组织、牙髓组织、血管组织、软骨组织、骨骼组织等，异体干细胞的主要来源是脐带血液、脐带组织、胎盘组织、羊膜组织等。

三、干细胞修复和治疗机制

在体外扩增足量有活性干细胞，通过替代损伤的组织器官的细胞，达到修复器官的功能；激活体内存在的少量干细胞，启动组织再生，自己修复组织器官；干细胞可以分泌大量各种旁分泌细胞因子，有组织、细胞保护和再生、血管再生、降低炎症、线粒体激活等作用；干细胞有巨大的免疫调节功能，许多疾病与免疫功能平衡障碍有关，干细胞通过免疫调节作用，以治疗疾病，恢复组织器官的正常功能。

第二节　干细胞抗衰老应用

一、干细胞与人的衰老

人类的衰老是一种自然过程，衰老又与老年病有密切关系，如动脉粥样硬化、冠心病、中风、糖尿病、神经系统变性疾病、骨关节退行性变等。近年来研究发现，细胞衰竭是衰老的主要生物学标志，主要为基因组不稳定、端粒酶损耗、表观遗传改变、蛋白质平衡丧失、营养感知丧失、线粒体功能失调、细胞衰老、干细胞衰竭、细胞间通信改变。随着年龄增长，体内干细胞储存量逐渐减少，以及功能障碍，不足以修复损伤的组织器官。外界环境的变化也加速衰老过程，空气污染、水污染、食品不健康等，不良的个人生活方式，如饮酒、吸烟、肥胖、不运动等。干细胞的耗竭为干细胞替代治疗提供了基础。

衰老主要表现是与年龄不相适应的组织结构或生理功能减退所致的各种虚弱表现。躯体方面可表现为疲乏无力、肌肉及关节酸痛、头昏头痛、心悸胸闷、睡眠紊乱、食欲不振、脘腹不适、便溏便秘、性功能减退、怕冷怕热、易于感冒、眼部干涩等；心理方面可表现为情绪低落、心烦意乱、焦躁不安、急躁易怒、恐惧胆怯、记忆力下降、注意力不能集中、精力不足、反应迟钝等；社会交往方面可表现为不能较好地承担相应的社会角色，工作、学习困难，不能正常地处理好人际关系、家庭关系，难以进行正常的社会交往等。

二、干细胞治疗亚健康

可以应用来源于脐带、胎盘、脂肪、骨髓、外周血液的间充质干细胞，静脉输注5000万至1亿单位：①改善脑功能衰退：头昏头痛、睡眠紊乱、情绪低落、心烦意乱、焦躁不安、急躁易怒、恐惧胆怯、记忆力下降、注意力不能集中、精力不足、反应迟钝等。提高社会交往能力，如承担相应的社会角色、工作、学习；改善人际关系和家庭关系。②改善心肺功能，对心悸胸闷、呼吸困难明显缓解作用，对老年性肺纤维化和慢性阻塞性肺病作用尤为明显。③促进消化功能改善：干细胞通过修复肝脏和胃肠道细胞，促进消化，缓解老年性便秘、腹泻。④提高性功能：随着年龄的增加，男性性功能和女性卵巢功能下降，干细胞治疗可以改善性功能。⑤促进皮肤的再生，唤醒皮肤的青春，干细胞可以消除皱纹和老年斑。

三、干细胞治疗老年性疾病

（一）神经系统疾病

1. 帕金森病　是最常见神经系统变性疾病之一，由于黑质纹状体系统的多巴胺神经元变性死亡，出现进行性肢体震颤、强直、运动减少，应用干细胞诱导分化的多巴胺神经元移植，可得到长期缓解，最长达24年的缓解。

2. 老年性痴呆　即Alzheimer病，表现为进行性智能下降，最后失能。随着老龄化社会的出现，其发病率越来越高。干细胞治疗可以阻止和延缓病程的进展。目前，已经有一款干细胞药物上市。

3. 难治性癫痫　由于脑血管病、脑外伤、感染、变性引起的癫病，常规药物治疗效果不佳，常常发展成为难治性癫痫。干细胞治疗后可以控制或减少抗癫痫药物用量。

4. **脑血管疾病**　是最常见的老年致死、致残的疾病。早期应用神经干细胞治疗可以减轻脑水肿，有利于早日康复。

（二）血管性疾病

1. **心血管疾病**　冠心病表现为心绞痛、急性心肌梗死、心力衰竭，多由高血压、糖尿病、高脂血症等引起，是老年发病率和死亡率最高的疾病。干细胞通过冠状动脉、静脉和局部心肌注射获得了可靠的临床疗效。

2. **外周动脉疾病**　糖尿病、动脉粥样硬化是引起下肢动脉闭塞，如糖尿病足，是老年人截肢的主要原因。干细胞局部移植治疗明显降低了截肢率。

3. **糖尿病**　是老年人常见病，多伴有糖尿病并发症如心脏病、肾病、中风、视网膜病变和周围神经病。利用干细胞诱导分化 β 胰岛细胞移植，临床疗效明显，可以降低和延缓糖尿病并发症的发病率。

（三）消化系统疾病

1. **肝硬化**　常由肝炎、饮酒、脂肪肝等引起。目前干细胞治疗是最有效的方法之一。

2. **溃疡性结肠炎**　是常见的老年自身免疫性疾病，表现为反复发作的腹泻、脓血便，严重时形成漏道，十分痛苦。脂肪干细胞局部移植非常有效。

（四）骨关节退行性疾病

1. **老年性退行性膝关节炎**　多见于老年人，因而也称作老年性关节炎。老年性膝关节软骨退化，是引起膝关节退行性关节炎的主要原因。干细胞治疗可以修复损伤的软骨，缓解膝关节的疼痛、肿胀。有效期可达 7 年以上。

2. **股骨头坏死**　是由于多种原因导致的股骨头周围血运不良，从而引起骨细胞缺血坏死、骨小梁破坏，股骨头塌陷的一种病变，是老年人致残的主要原因。早期局部干细胞移植是非常有效的治疗方法。

（五）其他

1. 视网膜黄斑变性　是老年人致盲的原因之一，利用胚胎干细胞或诱导多潜能性干细胞（iPSC）分化的视网膜视干细胞移植，可使失明的眼睛复明。

2. 美容整形　利用干细胞皮下移植，可以恢复皮肤光泽，去除皱纹，恢复青春美丽。

3. 阳痿　是老年常发生的健康问题，也是影响家庭幸福的原因之一。利用干细胞治疗可以恢复勃起功能。

第十五章　养生至理名言

古代养生文献，源远流长，蕴藏着许多奇珍异宝。这些名言或诗词，论述精辟，旨趣深邃，含意隽永，从中可以得到许多教益。

一、《内经》

《内经》是一部著名的养生著作，主张顺应四时阴阳，勤于运动，食饮有节，起居有常，不妄作劳，强调恬淡虚无，以调其神，从而达到健康长寿目的。

上古之人，其知道者，法于阴阳，和于术数，食饮有节，起居有常，不妄作劳，故能形与神俱，而尽终其天年，度百岁乃去。

夫上古圣人之教下也，皆谓之虚邪贼风，避之有时，恬淡虚无，真气从之，精神内守，病安从来。

二、《自觉》

唐白居易作，用对比手法强调指出，省忧少虑乃除老病药。

四十未为老，忧伤早衰恶。前岁二毛生，今年一齿落。形骸日损耗，心事同萧索。夜寝与朝餐，其间味亦薄。同岁崔舍人，容光方灼灼。始知年与貌，盛衰随忧乐。畏老老转迫，忧病病弥缚。不畏复不忧，是除老病药。

三、《自戒》

宋苏轼著：出舆入辇，蹶痿之机；洞房清宫，寒热之媒；皓齿娥眉，伐性之斧；甘脆肥浓，腐肠之药。

四、《无事》

宋苏轼作：无事以当贵，早寝以当富，安步以当车，晚食以当肉。据说苏轼对养生学颇有研究，一位张先生询问他有何长生秘方，他就以古书上的这四句话作为回答。

五、《养性延命录》

梁陶弘景撰集，收集了先秦至魏晋时期的名人养生论述。既强调清心寡欲以养神，又主张吐纳导引以养形，对饮食、情志、房室等方面亦有所论述。

养性之道，莫久行、久坐、久卧、久视、久听，莫强食饮，莫大醉，莫大愁忧，莫大哀思，此所谓能中和。能中和者，必久寿也。

养生大要，一曰啬神，二曰爱气，三曰养形，四曰导引，五曰言语，六曰饮食，七曰房室，八曰反欲，九曰医药，十曰禁忌。

体欲常劳，食欲常少，劳无过极，少无过虚。去肥浓，节咸酸，减思虑。罪莫大于淫，祸莫大于贪，咎莫大于谗。此三者祸之车，小则危身，大则危家。

六、《养生四要》

明万密斋提出寡欲、慎动、法时、却疾等养生思想。寡欲即节食寡色，以保精养气；慎动即使心清静，以调养神气；法时即顺应四时，以协调阴阳；却疾即注意医药，以防治疾病。这都是重要的养生原则。

养生之法有四：曰寡欲，曰慎动，曰法时，曰却疾。夫寡欲者，谓坚忍之法也；慎动者，谓保定其气也；法时者，谓和于阴阳也；却疾者，谓慎于医药也。坚忍其性，则不坏其根矣；保定其气，则不疲其枝矣；和于阴阳，则不犯其邪矣；慎于医药，则不遇其毒矣。

七、《养生十训》

少肉多菜；少食多嚼；少盐多醋；少糖多果；少衣多浴；少车多步；少欲多施；少言多行；少怒多笑；少烦多眠。

八、《类修要诀》

明胡文焕撰：笑一笑，少一少；恼一恼，老一老。斗一斗，瘦一瘦；让一让，胖一胖。

无劳尔形，无摇尔精，无动尔神，乃可长生。发宜多栉，手宜在面，齿宜数叩，津宜常咽。安谷则生，绝谷则亡，饮食自信，肠胃乃伤。

春夏宜早起，秋冬任晏眠，晏忌日出后，早忌鸡鸣前。避色如避仇，避风如避箭，莫吃空心茶，少食中夜饭。

戒暴怒以养其性，少思虑以养其神，省言语以养其气，绝私念以养其心。

早漱不若晚漱，晚食岂若晨食，节饮自然脾健，少餐必定神安。

服药千朝，不如独宿一宵；饮酒一斛，不如饱食一粥。

九、《三叟长寿歌》

三国应璩作，说明了养生应遵守的原则：坚持劳动，节制情欲，食饮卫生，注意休息，这是 3 位老者年高百岁的秘诀。

昔有行道人，陌上见三叟。年各百余岁，相与锄禾莠。住车问三叟，何以得此寿？上叟前致辞，内中妪貌丑。中叟前致辞，量腹节所受。下叟前致辞，夜卧不覆首。要哉三叟言，所以能长久。

十、《五叟长寿歌》

清田绵淮作：昔有行道人，陌上见五叟。年上百余岁，相与锄禾莠。前往问五叟，何从得此寿。上叟前致词，大道抱天全。二叟前致词，寒暑每节宜。三叟前致词，量腹节所受。四叟前致词，单眠不蒙首。五叟前致词，善言不离口。要哉五叟言，所以能长久。

十一、《十叟长寿歌》

清叶天士作：昔有行路人，海滨逢十叟。年皆百余岁，精神加倍有。诚心前拜求，何以得高寿？一叟抪须曰：我勿湎烟酒；二叟莞尔笑：饭后百步走；三叟颔首频：淡泊甘蔬糗；四叟拄木杖：安步当车久；五叟整衣袖：服劳自动手；六叟运阴阳：太极日月走；七叟摩巨鼻：空气通窗牖；八叟抚赤颊：沐日令颜黝；九叟抚短鬓：早起亦早休；十叟轩双眉：坦坦无忧愁。善哉十叟辞，妙诀逐一剖。若能遵以行，定卜登上寿。

十二、《龟虽寿》

三国曹操所著：神龟虽寿，犹有竟时；腾蛇乘雾，终为土灰。老骥伏枥，志在千里；烈士暮年，壮心不已。盈缩之期，不但在天；养怡之福，可得永年；幸甚至哉，歌以咏志。

诗文大意：神龟的寿命虽然很长，但也有终止的时限；腾蛇虽然能乘雾飞行，但最终亦化作土灰。日行千里的良种骥马，虽年老体衰而伏于槽中，但它的志向还是要日行千里；有志建立功业的虽已到了晚年，其雄心壮志仍然不止。寿命的长短不完全由天来决定，若能注意保养身体，还是可以延年益寿的。